517

知的生きかた文庫

プチ・リセット法

小池能里子

三笠書房

CW01262559
0117 0362 9658 6

はじめに……楽しみながらプチ・リセット!…… 〝イヤな気分〟はすぐ手放そう

あなたは自分の〝心のエネルギー〟を十分使いこなしているでしょうか?

そのもてる力を目いっぱいに使って生きられたら、誰でもきっと建設的で希望に満ちあふれた、快適な生活を過ごせるに違いありません。

でも現実には、毎日押し寄せてくるストレスに、心がしずみがちな日々を過ごしている方が多いようです。

デモネ、気持ちとハサミは使いようです。

イヤな気持ちをいつまでも心の中にためておくと、心のエネルギーが、だんだんマイナス方向に向かいます。そうすると、仕事や勉強、趣味、人間関係などに必要な頭の回転も鈍くなり、パワーは落ちるばかり。

ですから、そんなネガティブな感情はできるだけ早く切り捨てること!

そうすれば、心のエネルギーがプラスのことに注がれますから、自然と〝いいこと"があなたに起こってくるのです。

本書では、オフィスで、家庭で、学校で、心がくもり空になったとき、その雲をサーッと晴らしてくれる気分転換の方法、そして、心も体もたちまちリフレッシュできる日常のアイデアやヨーガ体操をたっぷりご紹介していきます。

カウンセリングや講演会でも、とても好評な心のテクニックばかりです。

「不快なことはすぐにプチ・リセットする心のクセ」をつけましょう。そして心の中の風通しをよくして、アクティブに、そして毎日を楽しく有意義に過ごしてください。そのために、この本がきっとあなたのお役に立つと思います。

小池　能里子

プチ・リセット法◎もくじ

2章 すべての人に好かれようとしなくてもいい……

3章 活力や元気は〝リラックス〟から生まれます

4章 恋愛に立ち止まったとき……

5章

運もよくなるボディ・メンテナンス法

6章 スピリチュアルな自分に目覚めて幸運をつかむ！

7章 "心の空気"を上手に入れ替えて、イヤな気分を手放そう!

本文イラストレーション　ひきたさわこ

1章

心も体も美人になる〝不思議な力〟を味方につけよう!

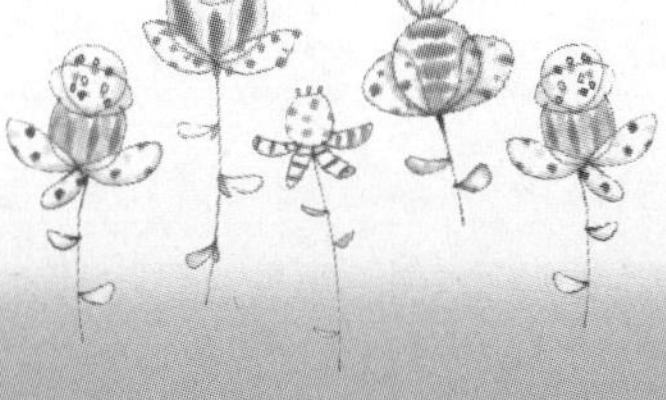

"プラスの言葉"でいつも話しましょう!

あなたを"水面下"からコントロールしている不思議な力

言葉には不思議な力があるのをあなたはご存じ?

言霊《ことだま》という語があるように、一度口にした言葉はそのとおり現実になっていくものなのです。

たとえば「わたしって、ツイてる」「いつも運がいいから、何をやってもうまくいく」「今回はうまくいかなかったけれど、いい経験になった」というような、明るく前向きな言葉を習慣にすると、毎日を楽しい気分で生きられます。人生にいいことが起こります。

これは、あなたの意識から、あなたの無意識(潜在意識)に、いつもプラスの石を投げ込んでいるからです。

逆に、「もう、わたしって本当にツイてないんだから」「どうせ駄目になるなら、諦めたほうが楽だ」「わたしってどうしていつもこうドジなんだろう、まったく」と頭で考え、声に出せば……もうおわかりですね。

言葉は、あなたを水面下からコントロールしている、もう一人のあなた自身である「潜在意識」に自己イメージをインプットしていきます。

潜在意識は、いいことも悪いこともまったく判断できず、そのままストレートに受け入れてしまいます。その結果、前向きな言葉を話せば自分の運はますますよくなるし、マイナスの言葉を話せば不運が引き寄せられてしまうのです。

大きな力のある潜在意識を味方につけるためには、肯定的でプラスの言葉を繰り返し唱え、絶えず自己暗示をかけること。

つまり、幸運も不運もすべて「あなたの話す言葉しだい」なのですよ。

ですから、同じ言うなら「わたしはいつも運がいい」「わたしは明るく元気でとっても幸せ！」「今日も必ずいいことがある」などを口ぐせにしましょう。

きっと、嫌なことがあっても、すぐ心をプチ・リセットできるはずです。

「言葉」は体の柔軟性にまで影響する！

話す言葉は体の柔軟性にまで影響します。次の方法をあなたも試してみてください。

1 立って体をゆっくり前に曲げたり、後ろに反らしたりして、その柔らかさを確かめましょう。たとえば手が床についたとか、指先がついたとか——。

2 体を元に戻して、「わたしは自分が大好き」と五回繰り返します。大切なことは心から自分に言うこと。

3 そして、もう一度同じように体を前後に曲げてみて、その柔軟性の違いを確かめましょう。最初のときより、かなり柔らかくなっているはず。

4 次に「わたしは自分を絶対に許せない」と、心から五回繰り返してください。すると、今度は体が硬くなっていることに気づくはずです。

これは、わたしがクライアント（相談者）に実際にやってみてもらう方法ですが、誰もが自分の体の反応に驚き、言葉のもつ偉大な力に気がつくようです。あなたも実際にやってみると、体は言葉に反応しているという事実を、ご理解できると思います。

そのことに気がついたあなたは、まだ大丈夫。

さあ！　今日からレッツ、ポジティブ・シンキング！　たとえよくないことが起きたとしても、「大丈夫、こんなことはきっと乗り越えられる。だって、わたしは運がいいほうだから！」と考え、心を落ち込ませないこと。

また新しいことに立ち向かうときは、「やらなければわからない、ダメモトでやってみよう。そのほうが面白そう！」と自分を元気づけて。

失敗したときなどは、「またポカやっちゃった。でも失敗は成功の母って言うし、この次にはがんばるぞ！」と、すぐに言葉に出してみましょう。

こんなイキイキしてはずんだ言葉を口にするだけで元気になるでショ！　気持ちが明るくなって、前向きになるとは思いませんか。

他人に迷惑をかけるわけではないし、考えたらとても簡単なこと。

さあ、あなたも今日から言霊を信じて、自分がいつも元気で楽しい気分になり、幸運になる言葉を繰り返しましょう。

世の中には、究極のプラス思考、またマイナス思考だけの人はいません。

どんな人でも心の中で「失敗しないだろうか？」「きっとうまくいくさ」と思う、二つの気持ちが揺れ動いているものです。その心の中の綱引きで、プラスの方向に軍配が上がったのがプラス思考で、逆に引っ張られたのがマイナス思考というわけです。

運も不運もみんな自分の考え方しだい。そして潜在意識を味方につければ幸運を引き寄せる力を手にできるのです。

〝幸せ敏感性格〟になるのは、そんなに難しいことではありません。少しだけ努力すれば、誰でもできることなのです。

心と体を〝細胞レベル〟から活性化させよう!

ツキが回ってくる「自分とのつきあい方」

「明るく元気な自分」に出会う入口は、自分を認めること、褒めること、ねぎらうこと、つまり自己肯定です。自分の長所や短所も含めて、すべてを受け入れることが大切なのです。

わたしたちの体は約六十兆の細胞でつくられているそうです。大変神秘的な考え方ですが、わたしは、その細胞の一つひとつに意識があると思っています。

いつも自分をねぎらったり、励ましたり、感謝をしたりしていると、脳細胞も含めて細胞はとても喜ぶのです。すると気持ちも高揚し、体も活性化して、いつでも明るく元気になれるのです。

ところが自分を責めたり、いじめたり、怒ったりすると、細胞もヤル気がなくなってくるようです。そのために気持ちが暗くなり、体調も悪くなって抗体機能や免疫力も低下します。必然的に病気にかかりやすくなったり、風邪をひいてもいつまでも治らなかったりするのでしょう。

気持ちが沈むのも、元気がないのも、体の不調も、実はあなたが自分をいたわったり、感謝したりしないことが原因なのではないでしょうか？

もしもそのように感じられたら、今日から大切なご自身を受け入れて、ときには励ましたり、褒めてあげたり、「今日も一日がんばってくれてありがとう」と感謝したりしましょう。

細胞さんも「木登り豚」ですので、そのように褒めてあげれば、がんばってくれることは確かですから。

わたしが、元気でバリバリ仕事ができて、とても幸せなのは、毎日自分に感謝しているからだと断言できるのです。

幸せになるために、あなたも自分とのつきあい方を、このように変えてはいかがでしょうか。すると、だんだんツキが回ってきますよ。

自分の「いいところ手帳」をつくりましょう！

幸せになるためには「わたしは絶対、大丈夫！」という自信が必要です。でも、自信なんてダーレも与えてくれませんし、いくら待っていたって、向こうからくるものでもありません。

「自信がない」といつも言っている人のほとんどは、ちょっとした失敗で落ち込んだり、他人と比較したりして「どうして自分はこう劣っているのだろう」と、自分を過小評価しています。

なんて、もったいない！　それでは自分がかわいそうではありませんか！

世界でたった一人の、大切なあなたなのに……。

以下にご紹介するのは、わたしが最もお勧めしたい方法です。

それは、自分のいいところや好きなところを書き出して「いいところ手帳」をつくり、それらを毎日読むという方法。他人はどう思うかなどはまったく気にしないことが大切です。

性格、ルックス、環境、行動パターン、趣味など、思いつくままに書いてみましょう。結構たくさんあるでしょ！　すると、だんだん気分が明るくなり、うれしくさえなってきます。

たとえば性格なら、明るい、前向き、几帳面、親切、気分の切り替えが早い、まじめなど。その他、他人の幸せに役立つのが好き、みんなと仲良くできる、人なつこい。

ルックスなら、背が高い、スリム、目がきれい、指先がきれい、唇がセクシー、足がきれい、笑顔がチャーミング、声がきれい、など。

環境なら、都会に住んでいる、または自然がいっぱいの中に住んでいる、便利なところに家がある。その他にも、自由に使えるお金がある、束縛されていない、恋人がいる、両親に愛されている、家族に恵まれている、好きな仕事をしてそれなりの収入がある、などなど。

行動パターンは、積極的、友好的、決断力がある、交際範囲が広い、趣味が多い、行動的、思慮分別がある、リーダーシップがある、など。

趣味は、ピアノが上手、水彩画が得意、ダンスが踊れる、などなど……。

どんなことでもよいのです。他人の評価など気にせず、片っ端から書き出してみましょう。

わたしは、落ち込んだり元気がなくなったりすると、よくこれをやります。いろいろと書き出してみると、「わたしにも、こんなにいいところがたくさんあるのだ」と再確認できて、すっかり元気になれるはずです。

あなたもぜひお試しあれ。そして自分の魅力を認め、褒めてあげましょう。それが、ちょっと自信と元気をなくしたときの効果的なプチ・リセット法です。

思いどおりに歩む〝ラッキーな人生〟を手に入れるコツ

頭がよくない、学歴もない、能力もない、容姿もよくない……。二十代から三十代初めの頃のわたしは、いつもそんなことを気にしていました。そして主婦のわたしが社会に出たときには、周りの人がみんなとても優れているように感じ、「それと比較して、わたしはなんと劣っているだろう」と思っていたのです。

でもいろいろな人と知り合い、それらの人々から、認められたり、知識を得たりすることで、そんなマイナス感情はだんだんなくなりました。

今まで否定的だった自分の内面にも、少しずつ自信が持てるようになったのです。

主観的だった考え方が客観的になり、やがて自分をかなり冷静に見られるようになりました。そして、「これからは自分の長所に、いつも焦点を当てよう」と、考えはじめたのです。

一つずつ数え上げてみると思いのほか多く、うれしくなりました。

たとえば、積極的、行動的、明るい、健康、決断力がある、潔い、素直、感謝の気持ちが強い、家庭も幸せ、経済的にも安定している、やりたいことは何でもできる……など。

他人の評価はどうあれ、思いつくままに書き出してみると、自分にもいいところは随分あることがわかって、とても元気になりました。

それからは、コンプレックスで気落ちしそうになっても、「でも、わたしにはそれをカバーするものがたくさんある！」と思って、ほとんど気にならなくなったのです。

容姿のことも、他人の目にはどう見えても「わたしは、とってもチャーミングだ」と、割り切りました。また心理学を勉強し、潜在意識の不思議な力を認識してから、わたしの運命は大きく変化していきました。

もしも若い頃のように、自分を否定的にとらえ続けていたとしたら？　多分、現在のわたしは存在しなかったでしょう。

今日からあなたも、「自分の長所だけに焦点を当てて、短所と思えるところも素直に受け入れる」ことをやってみてください。

思いどおりに歩むラッキーな人生も、不運を嘆きながら過ごす人生も、すべて自分で選んでいることを、しっかり肝に銘じてくださいね。

思いどおりに人生を変えた、わたしがその「生き証人」なのですから!

毎日を〝小さな達成感、うれしい充実感〟でイッパイに!

パーフェクトでないから人生は面白い!

神様でないわたしたち人間は、いくら一所懸命にやっても、パーフェクトにできないことがたくさんあって当たり前です。でも、たとえ目標どおりにいかなくても、手抜きをせずに一所懸命やったとしたら、達成感は必ずあるでしょう。

心をいつも元気に、ちょっとダメなことがあっても上手にプチ・リセットしながら生きていくためには、〝完璧を求めすぎないこと〟が大切。

すべてほどほどで満足できるように生きることが、「幸せになる近道」だと思います。いつも心の中に不満材料がある人は、完璧主義の傾向があるものです。そんな損な主義はさっさと手放し、「人生は完璧でないから面白い」ことに気づいてください。そうすれば、毎日が小さな達成感、充実感、幸福感であふれてくるはずです！

こんな〝もったいない生き方〟をしてませんか

二十八歳の明子さんは、転職を繰り返していました。高学歴で頭脳明晰、さらに美人の明子さんは、この就職難時代にもかかわらず、「ほう、あなたのような人がわが社に」とよく言われ、履歴書を出して面接すると、ほとんどすぐに就職が決まったと言います。

ところが実際に入社してみると、想像以上に仕事がきつかったり、人間関係がわずらわしかったり、雇用条件が約束どおりでなかったりすることが多く、もっとよい就職先を、と求め続けたのです。

でもいくら一所懸命に探しても、自分の理想の職場は見つかりません。そしてさんざん悩んだ結果、「自分はあまり運がよくないから、運をよくするために自分を知りたい」とカウンセリングルームを訪ねてきました。

明子さんは子どもの頃から優秀で、両親の自慢でしたが、その期待を裏切らないよう、いつもがんばっていました。プライベートでもつねに完璧を求め、勝ち気で負けず嫌いのため、彼女に一目ぼれした恋人には「とてもあなたにはついていけない」と、振られてしまったそうです。

「わたしは能力がある」と、大変な自信家でしたので、カウンセリングでは性格分析をしてアドバイスをしても「それは一般論でしょう。わたしには当てはまりません！」と、口惜しがって開き直ったり、泣き出したりすることも多々ありました。

完璧主義の明子さんは、考え方を変えていかなければ、社会に適応して生きることは難しいでしょう。

せっかく天与の才能、美貌に恵まれていても、小さな達成感に意味を見出せず、「心をプチ・リセットする方法」を受け入れられないばかりに、自分を生きにくくしています。本当にもったいないことです。

感性も表情も豊かになる〝感動ノート〟をつけよう！

次にご紹介するのは、わたしが指導中のクライアントに必ずやっていただく方法ですが、他の著書の中で何度か紹介しました。それはその日に出会った、うれしいことや、得したこと、ほのぼのしたこと、感動したことなどを、毎日ノートに記録するものです。

毎日そんなに素晴らしいことは起きないと思うかもしれませんが、少し注意して探してみると、案外身近にあるのです。

たとえば……、

○上司に褒められた。
○前からほしかった洋服が、バーゲンでとても安く買えた。
○電車やバスがすぐに来て乗れた。
○体重が減った。
○好みの男性に見つめられた。
○空がとてもきれいだった。

○他人に親切にされた。
○彼からデートの誘いのメールが入った。
○美味しいものを食べられた。

どんなことでもかまいません。

わたしはクライアントに「必ず一日五つ以上見つけて記録すること」と宿題を出します。

もし、どうしても何も見つからなかったとしたら、その日が事故や事件にも巻き込まれず、無事に終わったこと、何を食べても美味しかったこと、体がどこも痛くなかったこと、家族がみんな元気だったことなど、当たり前なことでもいいのです。それを必ず記録して、わたしに見せてもらいます。

宿題だからとがんばっても、どうしても三つしか書けなかったという人でも、うれしいことにその数がだんだん増えてくるのです。それとともに、気持ちが穏やかになり、表情が明るく変わってきます。感性が豊かになり、感謝の気持ちが芽生えてきます。

これはわたし独自の指導法ですが、クライアントの方にも大変好評です。

同じ毎日なら、ブーブー文句を言いながら不平や不満ばかりで過ごすより、小さな幸せをたくさん感じられたほうが、ズーッと快適とは思いませんか！

それにわたしたちの意識は一つしかありません。絶えずうれしいことなどに敏感になっていると、今まで些細なことでいちいち腹を立てていたようなことも、だんだん気にならなくなってくるのです。

そして「何かいいことはないかな」と、プラスの方向にばかり意識を向けるようになるのです。するといつの間にか、ストレスを受ける度合がグッと少なくなり、精神状態がだんだん安定してきます。

またそのノートを後から読んでみると、そのときの情景が再現できて、ほのぼのしたり、思い出し笑いをしたり、うれしくなったりでき、もう一度幸せな気持ちになってとても素敵です。あなたもぜひ試してみませんか？

2章

すべての人に好かれようと しなくてもいい……

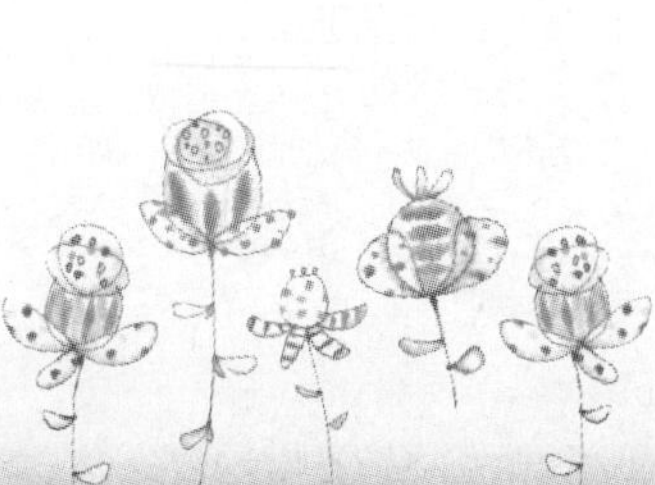

“相手が笑顔になる言葉”を選んでますか？

「ありがとう」をたくさん言う人ほどハッピーになる！

いつも明るく元気な心でいるために、またそうしたプラスの心をたくさんの人に伝染させていい人間関係を築くために心がけてほしいこと。

それは家族、職場の同僚や上司、友人など、誰に対してもプラスの言葉（感謝、ねぎらい、協調、賞賛など）で話しかけましょう、そしてダイレクトに表現しましょう、ということ。もちろん、マイナスの言葉（怒り、小言、ネガティブな意見など）はできるだけ控えめにすることが大切です。

また、その人自身にはあまり関わりがないとしても、第三者の批判、非難、悪口、愚痴などもできるだけ避けましょう。他人の悪口や批判などは、言うほうはいい気分ですが、聞かされるほうはとても不愉快になることを決してお忘れなく。

人間関係がうまくいっていない人は、怒りや小言ははっきり言いながら、褒め言葉、感謝、ねぎらいの言葉をほとんど口にしないものです。また、最も基本的な言葉である、「ありがとう」や「ごめんなさい」を素直に言わないことも多いようです。

人間は「感情」と「勘定」の動物です。

ちょっとした言葉で、うれしくなったり不愉快になったりするものです。心当たりのある方は十分に注意しましょう。

わたしが「ありがとう」という言葉の効き目を実感したのは、三十四歳のときでした。

ダンス教師をしている頃、ダンス仲間で消防署に勤めている人がいました。ある日何気ない会話の中で、彼がこんなことを言ったのです。

いろいろな家や会社に査察に行くときに、ふつうは「ご苦労様でした」とか「お世話様でした」とあいさつをされますが、中には「ありがとうございました」と言ってくれるところもあったとのこと。そして、そう言われたときに最も気分がよいのだそうです。

「なるほど！　ご苦労様やお世話様は、相手をねぎらう言葉で、自分と同等か目下に言う言葉なのだ。それよりも感謝の気持ちを表現する『ありがとう』のほうが、受け手にとってはずっと心地よく感じるのだ」と知り、このときの会話は、今でも忘れられないほど強く印象に残っています。

それ以来わたしは、「ご苦労様」より「ありがとうございました」をできるだけ使うようにしています。

タクシーに乗ったとき、ホテルで荷物を部屋に運んでもらうとき、その他いろいろな場面でも、「ありがとう」を心がけています。すると確かに、相手の態度が微妙に変化するのを実感します。

「『ありがとう』をたくさん言う人ほど、だんだん幸せになる」という言葉もあるのだそうです。

あなたも心して「ありがとう」をたくさん使ってはいかがでしょうか。

波風の立たない「穏やかなノー」の伝え方

人間それぞれに価値観があり、考え方が違うのは当然ですが、たとえあなたがまったく反対の意見だったとしても、とりあえず相手の話を聞くことが大切。考え方が違うとかたくなに受け入れず、反論をふりまわしたり攻撃したりする人もいますが、そんな感情的なことを繰り返すと、人間関係はギクシャクするばかりです。

一応黙って相手の説明を聞いてから「あなたの意見はもっともだが、わたしの考えではそうは思わない」と、言うように心がけましょう。すると相手も冷静に対応できますので、お互いに異なる点も素直に認めてくれるのです。たとえば仕事の進め方でも、いろいろな人の意見を取り入れていくうちに、もっと効率のよい方法が見つかることもあるのです。

ことに短気の方は、このやり方をすれば、たとえ反論にあっても穏やかに対応できますので、ストレスを避けることができると思います。

あなたは〝一緒にいて楽しい人〟ですか？

言葉とハサミは使いよう。わたしたちは相手からのほんの些細な言葉で、うれしくなったり、喜んだり、反対に怒ったり、傷ついたりと一喜一憂しますね。

いい人間関係を築いている人は、言葉の使い方がとても上手です。また明るく元気な人や前向きな人たちと会話をしていると、とても楽しくなることは、あなたもお気づきでしょう。

ところが逆に何にでも否定的な人や、猜疑心の強い人や、悲観的な人たちと話していると、こちらの気持ちまでだんだん沈んできて、少しも楽しくありません。

さて、あなた自身の言葉はどうでしょう？　自分ではとても楽しく会話をしていたつもりが、突然相手が不機嫌になったり、今まで親しかった関係が、急によそよそしくなったり、「どうしてだろう？」と考えたり悩んだりしたことはありませんか？　また「あなたって、ときどきとてもきついこと言うよね」と、友達や家族から言われたことはないでしょうか？

そんなことが度々あるようでしたらご用心。もしかしたらあなたは、自分ではまったく気がつかずに「一言多いタイプ」になっていたり、反対に「一言足りないタイプ」になっていたりするのかもしれませんよ。

〝ちょっとした一言〟で好感をもたれる人

たとえば他人に親切にされたり、やさしくされたりしても「ありがとう」と言えなかった。自分が相手に迷惑をかけて、そのことに気がついたけれど、なぜか素直に「ごめんなさい」の一言が言えなかった。

実は、こんな人は案外たくさんいるのです。その実例をご紹介しましょう。

はるかさんは有能なセールスレディです。社内での成績は、男性社員を差し置いて、いつでもトップでした。でもある日こんなことがあって、彼女の成績は突然下落したのです。それは得意先から「大量の注文をしたいからすぐに来てほしい」と電話が入ったことがきっかけでした。

その顧客は、いつもはるかさんが担当している、最も大きな取引きをしていた上得意でした。ところが、その電話を受けた事務員は、日頃からはるかさんの態度を不愉快に感じていたので、他の男性社員をその社に向かわせたのです。

その社員が得意先から気に入られて担当が代わることになり、そのためはるかさんの売り上げは、当然ダウンしてしまいました。

その事務員が不愉快になった原因は、得意先から電話注文が入るたびに、はるかさんにそのことを報告しても、いつでも「あ、そう。どうも」だけだったからでした。

そのため対応する社員たちは、「まったく！　わたしたちが売り上げに貢献しているのに、ありがとうの一言もないんだものね」と、憤慨していたのです。

だから、いつも「ありがとう。とても助かるよ」と、必ずあいさつする愛想のよい営業マンを得意先に向かわせたのです。結果として、社内で好感をもたれているその営業マンに、大きな売り上げを奪われてしまったのでしょう。

人間は誰でも、他人に迷惑をかけたくないと思うのがふつうです。でも、肝心な言葉が足りないことで、自分では気がついていなくても、他人に迷惑をかけたり、また不愉快にさせたりしていることは多いものです。

たとえば歩いているとき、すれちがいざまにぶつかったり、大きなカバンをぶつけても知らん顔だったり……もしもそんな経験があったとしたら、すぐに「ごめんなさい」「失礼しました」と一言謝ってくださいね。

それから、プロセスや進行状況を説明するだけで、その最終結果を報告しない人も案外多いようです。仕事では当然ですが、プライベートでも、たとえば相談をもちかけたのに、その後の報告をしないケースはよくあります。そのため「○○はその後一体どうなっているのだ」と、他人をイライラさせることになりますが、こんな「尻切れトンボ」にならないように、ご用心。

ちょっとした一言があるかないかで、人から得られる好感と信頼の度合には大きな差がつくのです。

人間関係をプチ・リセットしたいなら、まずは自分の話している言葉や気の遣い方を見直してみることです。

ここに気づけば〝雰囲気が読める人〟になれる

たとえば、一緒に食事をしていて、みんなが「美味しかったね」と言っているときに「値段のわりに今一ね」とか「もう少し雰囲気がよければね」などと、他の人の気分を害するようなことを平気で言う。

意見がほぼまとまり、決定した後に「それで本当に大丈夫ですかね」などと言う。新しいドレスを着てよい気分の友達に「そのドレスのセンスはとてもいいけれど、あなたにはちょっとね」などと何気なく言う。

みんなが楽しんでいるときに、雰囲気をこわすようなきつい言葉を投げかけてしまう。意図的に言うのなら別ですが、悪気なく他人を不快にさせてしまうのは、人間関係を悪くするだけでなく、自分にとっても大きな損になってしまいますね。

そんな人は、こんなことに注意すると、失敗がなくなりますのでいかが？

1 今相手に言おうとしている言葉を、まず自分自身に言ってみること。そして「これを言われたらカチンとくるな」とか、「盛り上がっていた雰囲気がこわれるな」と感じられたら、表現を変えるか、言わないこと。

2 親しい友人や家族などに、「もし自分が不愉快なことを言ったら、絶対に怒らないから教えてほしい」と頼んでおくこと。すると、いつも「また嫌なことを言われた。でも悪気はないんだから仕方がない」と思って、今まで耐えていたあなたを愛する人は、きっと協力してくれることでしょう。

3 いつも周りに人が集まり、話題の中心になるような和やかな人がいたら、その人の言動を見習うこと。その人がなぜ好かれるのかきっとわかり、学習できることでしょう。

いずれにしても「自分はどうも他人の気分を逆撫でしがちだな」と気がついたら、面倒でも、自分の言動をプチ・リセットすること。知らないうちに他人を傷つけることはだんだん少なくなるはずです。

もう〝職場の人間関係〟で悩みたくないあなたへ

「会社には嫌なやつと、いい人が必ずセットされている」

これは青木雨彦氏の著書の中に書かれていた言葉ですが、それを読んだとき「なるほど」と納得できたことは、今でも忘れられません。

さて、あなたの上司はどんなタイプでしょうか？

○些細なミスでもいつまでもグチグチと文句を言う。
○一度の失敗を「この前のことを忘れないように、十分注意するように」と、何度も念押しする。
○ことあるごとに「本当に女は扱いにくい」などと言う。
○指示に一貫性がない。
○自分の失敗を部下のせいにする。

○その日の気分によって態度が違う。
○気が短く、こちらの説明をきちんと聞かないうちに「もうわかった」とさえぎる。

などなど……。たとえ上司が同性でも、腹立たしい思いや口惜しい思いをすることがたくさんあると思います。

デモね。それで怒って辞めてはあなたの負けです。ある程度は我慢することも必要だと思います。なぜなら、せっかく職場を変わったのにもっと嫌なやつがいた、という実例もありますし、働くのは楽しいことばかりではない、という側面もあるからです。

こんなときは「人間性を高めるための修行」と考えよう！

数年前にわたしは、ある企業の新入社員から社長までの研修講師をしていました。そのとき若手の社員に「嫌な上司といい上司」についてアンケートを集めました。ちょっとご紹介しましょう。

○尊敬できる上司とは
＊ミスや落ち度があるとガンガン怒っても、後でさりげなくフォローしてくれる。たとえば「今日、一杯やろうか」とか、「あの状況ではああ言わなければ、収まりがつかなかったのだ」などと、さりげなくやさしい言葉をかけてくれる。
＊他人の前では怒らず、一人だけ呼び出して注意をしてくれる。
＊自分が迷って相談したときなどに「俺が全部責任をもつから、思い切ってやれ」と、励ましてくれる。

○嫌な上司とは
＊指示に一貫性がなく、その日の気分によってころころ変わる。
＊手柄は自分がやったと報告し、ミスは部下のせいにする。
＊一度失敗したことを、いつまでも言い続ける。
＊自分の上司にはペコペコし、部下にはいばり散らす。

あなたが後者のような上司をもったとしたら、これは運が悪かったと、ある程度諦めることが必要かもしれません。その人と一生つきあうわけではありませんから、割り切ることも大切ですね。

これも一つの人生の経験です。あなたの人間性を高めるために、神様が与えてくださった精神的な修行かもしれません。

そして、自分が人の上に立つ立場になったときに、その嫌な上司を「反面教師」にする、ということもお忘れなく。

〝お局《つぼね》語録〟〝こき下ろし大会〟で気づいたこと

志保子さんはある商社のOLですが、先輩のお局様の態度に大変困っていました。

以前、この憤りを上司にぶつけたこともありましたが、おとなしい上司も、仕事ができるうえに気性の激しいその女性をもてあましていたようで、何も改善されなかったのです。

同じ課にいる博美さんもまったく同じ気持ちで、いつもイライラしていたようですが、ある休みの日に偶然会い、一緒に食事をしたときに、そのお局様の話が出て、すっかり意気投合したそうです。

「これから二人で、毎週彼女のこき下ろし大会をやろう」と、意見が一致しました。

そのため志保子さんは、毎日言われたことや指示されたことなどを、克明にメモしはじめたのです。すると今まであんなにカリカリしていたことが、まるで嘘のように楽しくさえなりました。

博美さんも、同じように毎日お局語録をつけるようになりました。

毎週、そのメモを持ち寄っては二人で盛り上がるのです。今まで何を言われても、心の中でブーブー言いながらじっと我慢をしていましたが、それについて二人で言い合うのはとても気分がよく、ストレスの発散になりました。

それから二カ月ほどしたある日、お互いに「あのね」と異口同音に言い出したことは……。今まで批判や悪口ばかり言っていた、お局様のこんなところに気がついたのです。

時間になると残業もしないでさっさと帰る自分たちに比べて、その四十代の彼女は、いつも必ず残って仕事をしていること。老いた母親を抱えて、一人でがんばって生活を支えていること。自分たちに比べて、大きな責任を負っていること、などでした。

そして、わたしたちに厳しかったのは、業績を上げるために必要だったのかもしれない、などと二人で考え込んでしまったのです。いちいち小言を言わなければならない彼女の気持ちも、だんだん理解できたようです。

「管理職になると、あんなに一所懸命にがんばるのだ。それに生活もかかっているのだし……」

そう考えると、自分たちが、「指示されないと何もできず、指示されるとうるさがる」部下に思えてきました。これはもしかしたら自分たちにも問題があるかもしれない、と。

「こき下ろし大会」は、二人にとっても大きな気づきになったようです。

それからは二人とも、以前のようにその先輩を批判的には見なくなり、いちいち指示をされる前に、自分で判断し行動するように心がけました。相手の立場も理解できたため、以前よりきっと素直になったのでしょう。小言を言われたり、こまごまとした指示をされたりしなくなったそうです。

あなたも上司に不満があるなら、思い切り批判したり、悪口を並べたりしながら、よく観察してみたらいかがでしょう？　もしかしたら、その上司のつらい立場も理解でき、考え方や見方が違ってくるかもしれませんよ。

"波長の合わない同僚"は「違う惑星の人だ」と割り切る

いつも何となくウマが合わない、最近何となくギクシャクするようになった……。毎日顔を合わせる相手がそんな人だと、本当にきついし気づかないうちにストレスがたまりますね。

こういうケースでは、どのようにプチ・リセットしたらよいのでしょうか。その人はあなたに対して、どんな態度で接してきますか？　もしかしたらあなたが感じているほど、相手はあなたとの関係を意識していないかもしれませんよ。

たとえば、こちらから話しかけても知らん顔で返事がないとか、意地悪をされるといったことがあるなら別ですが、それ以外ならあなたの思い込みかもしれません。

逆に、あなたのほうに、こんな心当たりはありませんか？

1　会った瞬間に「どうも好きになれそうもない」と感じた。

2　相手の話をろくろく聞かなかった。

3　言葉遣いが悪かった。たとえば、つい命令調や、指示的に話しかけた。

4 まったく悪気なく、相手の痛いところを指摘してしまった。

一度客観的に思い出してみましょう。もしかしたらあなたのほうに、自分で気づかなかった原因があるかもしれません。その状態を改善するためには、ちょっと勇気がいりますが、思い切って自分から働きかけてみたらいかがでしょうか？　たとえば、「今まで何か失礼なことを言ったかしら？」と。

あなたの何気ない一言が腹に据えかね、冷たい態度をとっていたのなら、その人は、「実は、あのときにこんなことがあった」と話してくれるかもしれません。

またあなたが一方的に、「あの人に嫌われている」とか、「どうもあの人は虫が好かない」などと思ってはいませんか？　以心伝心と言いますが、相手の人はその気持ちを敏感にキャッチし、そのために態度が硬化した可能性はないでしょうか。

自分が感じているほど、その人はあなたを嫌っているわけではないかもしれませんし、また些細な誤解があるかもしれません。

どんなに自分が苦手な相手でも、こちらが真心で対応すれば、案外スムーズに解決することもあるものです。勇気を出してアプローチしてみませんか。

でも、いくら努力をしても、どうしてもウマの合わない人がいることも事実です。

そんなときには「この人は違う惑星の人なのだ。わたしの常識ではつきあえないのだ」と、割り切ることもいいでしょう。そう考えると、ストレスを受ける度合がグッと少なくなることでしょう。

「イヤな相手」に心を乱されないためのプチ・リセット法

・マイナスの波動を断ち切る方法
いくら努力をしてもダメな場合、その相手がそばに来るだけで不愉快になると思いますので、マイナスの波動を断ち切る、こんな方法をやってみましょう。

1　その人と自分との間に、イメージで大きな無限大を描きます。

2　それを、大きなイメージのはさみでプツンと切りましょう。

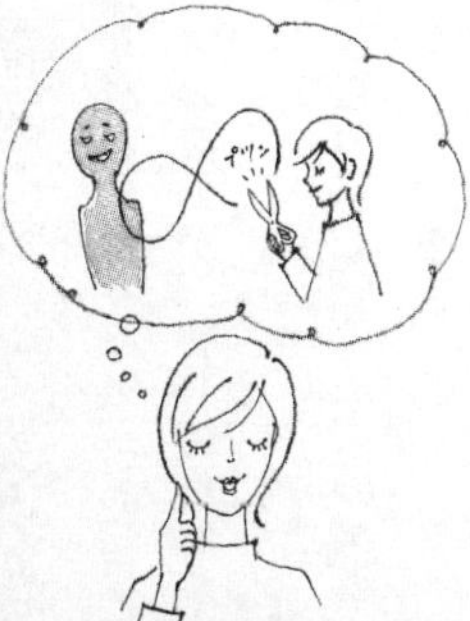

これはヒーリング的な方法ですが、相手との距離が離れたような気がしますので、ぜひ行なってみてください。二人の間にあるマイナスの波動が、断ち切れるかもしれません。

わたしはカウンセリングルームで、クライアントから強烈なマイナスのエネルギーを感じ取ったときには、このようにして自分をガードしています。

・ピンクのカラーイメージ法

職場で「何となくしっくりいかない」「もしかしたら嫌われているのではないかしら?」と感じたときなどに、ぜひ試してください。

今までかなりの数の人に紹介しましたが、大変効果があった方法です。

1 その人を見かけたら、息を吸います。

2 少し息を止めて、さりげなくその人を見ます。

3 あなたが吐く息がピンク色で、その色が相手の全身を包んでいくとイメージしながら、深呼吸を繰り返します。これを少なくとも二十回以上は行ないます。

できたら、一日に何回でも繰り返しましょう。ちょっと努力がいりますが、あなたが快適に生きるために、きっと役立ちます。

わたしがピンク色の効果に気がついたのは、色彩心理がブームになるだいぶ前でしたが、それを自分なりに工夫し、クライアントに応用したところ、自分でも驚くほどの効き目があったのです。

ピンクは愛の色だとわたしは思います。恋人、友人、家族、職場などでも、あなたなりに工夫して、ぜひ信じて活用してくださいね。

人間関係は〝フィフティ・フィフティ〟がベスト！

「いい人」をやめると肩が軽くなります！

世の中にはいろいろな説がありますが、どんな素晴らしい説でも、一〇〇パーセントの人がその説を受け入れるわけではありません。大抵、三〇パーセントぐらいの人は、反対したり、批判したり、攻撃したりするのがふつうです。

もしも一〇〇パーセントの人々が賛成したとしたら、逆に恐ろしいとは思いませんか？　どんな素晴らしい意見でも、反対する人がいるからこそ、世の中のバランスがとれているのです。

これは人間関係に当てはめてみてもまったく同じ。どんな人でも、たとえ嫌いとまではいかなくても、「何か虫が好かないな」とか、「どうも波長が合わないな」などと感じられる相手がいるものです。

だから「みんなに好かれよう」なんてことは、どだい無理。あなただって、あまり好きではない人からとても親切にされたからといって、その人がすぐに好きになれますか？

つまり、他人に受け入れられよう、好かれようと過大に意識することは、とてもナンセンスです。人間関係はフィフティ・フィフティがベストですから。

自分の気持ちにある程度正直に、そして他人と無理のない程度に協調できることが、とても大切。

するとあまりストレスを感じることなく、ノビノビと自由に生きられるとわたしは思いますが、あなたもそうしてはいかがでしょうか？

次にあげるテストは、あなたの〝心のクセ〟を分析するテストです。

・心のクセ度分析テスト

一から十の項目に、「はい」は二点、「どちらでもない」は一点、「いいえ」は〇点をつけ、その点数を合計してください。

1 いつも自分の気持ちを抑えてしまいがち。

2 思っていることをなかなか口に出せない。

3 他人の顔色や態度が気になって仕方ない。

4 いつも他人によく思われたい。

5 つらいことがあっても我慢をするほうだ。

6 他人の期待にそえるよう努力をするほうだ。

7 自分の考えはほとんど言えない。

8 何か行動する前に、他人はどう思うだろうかとつい考えてしまう。

9 他人を批判したり攻撃したりすることはできないほうだ。
10 ときどき、たまらなく腹が立つことがある。

六点以下――いい子度ストレスが、少ない。七～十点――平均値。十一～十四点――やや多い。十五点以上――大変多い。

この得点が高い人は、いつも自己主張できず、他人の目を人一倍気にして、自分の言動を抑えがちです。ストレスを受けやすい心の状態と言えるでしょう。

こんな人は、もう少し自分の気持ちに正直になってくださいね。

そしてあなたには、自意識過剰なところはありませんか?

誰だってホンネでは自分が中心です。大スターなら別ですが、他人はいつもあなたばかり見ているのではないことを、ハッキリと意識していただきたいとわたしは思います。

たとえあなたが何をしても、他人に迷惑をかけたり、不愉快な思いをさせたり、法律に触れたりしなければ、何をしても自由なのですから。そう考えると少しは楽になりませんか。

いつも「いい子」でいるあなたの心のクセを取り去り、ご自分らしく快適に、そして心をプチ・リセットしながら、ノビノビと自由に生きてくださいね。きっと運もよくなりますよ。

3章

活力や元気は〝リラックス〟から生まれます

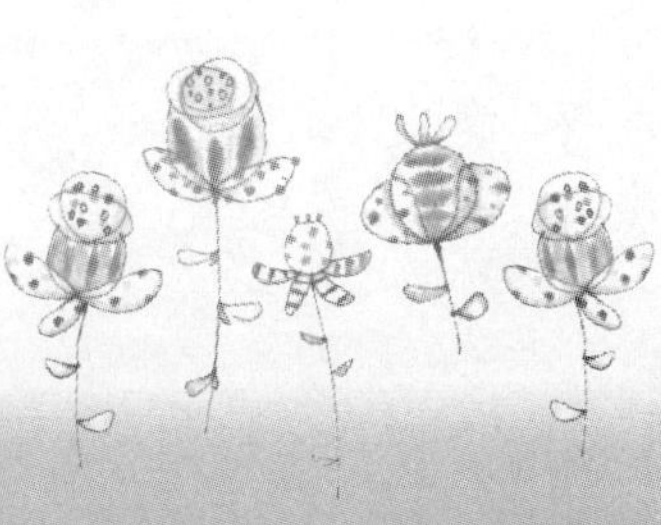

眉間にしわを寄せるほど、心も体も空回りします！

がんばりすぎると逆効果なときがあります

「努力逆転」という言葉があります。それは、一所懸命やればやるほど物事がうまくいかない、という意味です。それに、活力や気力は、「がんばり」より、むしろ「リラックス」から生じることを、あなたも実感されていることと思います。

だから、「肩に力が入りすぎてるな、眉間にしわが寄っているな」と思ったときこそ、プチ・リセットが必要なのです！

これは『自分に絶対の自信がつくセルフ・コントロール法』（三笠書房刊）の中でも紹介した、わたし自身の経験です。

二十八歳のときでしたが、運転免許を取りに自動車教習所に通っていました。仮免まではスムーズにきましたが、もともと運動神経が鈍いわたしは、バックや車庫入れがなかなかうまくいかず、卒業検定で三回も失敗したのです。

緊張症のわたしは、何しろバックするときには胸がドキドキして心拍数が上がり、教官から「大丈夫？」と心配されるほどでした。

一所懸命やればやるほど、肩に力が入り、背中も両手も冷や汗がいっぱいでした。三回目に落ちたときには、さすがにガッカリして、「もうやめたい」と夫にもらしたのです。

するとわが夫は「これまでがんばったのだから、あの教習所の落第記録をつくるつもりで、もう一度やってみたら」と、励ましてくれました。

そこまで言ってくれるならと、開き直りが早く、お調子者のわたしは「だめでもともと、失敗しても殺されるわけではないし、よし！　もう一度やってみよう」と、リラックスして再び卒業検定を受けたのです。

すると、あんなに緊張してカチカチだった体も柔らかくなり、苦手なバックも縦列駐車も車庫入れも、なんとスムーズにいくではありませんか！

今度は一発で合格でした。わたしはそのときに「努力逆転」という言葉を知り、「がんばって一所懸命やるより、リラックスしたほうがうまくいくこともあるのだ」と実感したのです。

“気持ちの堂々巡り”はエネルギーの無駄遣い

あなたは、何かうまくいかない問題があると、そのことをずっと引きずってしまうほうでしょうか。運転免許で失敗して落ち込んでいた私がそうでした。周りの人がプラスの言葉をかけてくれて、陽転思考できればよいのですが、どうせなら自分の力でプチ・リセットしたいもの。

マイナス気分にとりつかれそうだなぁと思ったら、その問題を心の中から切り離すために、机の前で考えるよりも、外を歩いてみたり、書店に行っていろいろなジャンルの本を見たりしてはいかが？

また、親しい友人とおしゃべりをする。美味しいものを食べる。喫茶店や公園でぼんやりする。体を大きく動かしたり、深呼吸をしたりする。面白い映画を観る。こうしたことも、とてもリラックスできるでしょう。

最も効率が悪いのは、一人で暗い顔をして、その問題について堂々巡りをすることです。そんなときこそ、いろいろなことをやって心をプチ・リセットしてみると、いつの間にか肩の力が抜けて、気持ちが晴れてくるのです。

そうしているうちに、その問題を解決するためのヒントが、何の脈絡もなくひらめくことがあるのです。

体を動かしたり、環境を変えたりすると、頭の働きがよくなるだけではなく、緊張感から解放されて肩の力が抜けるため、何事もきっとスムーズに運ぶのではないでしょうか。

自分自身の経験からも、カウンセリングルームを訪れる方々にも、いつもこのようにお勧めしています。

〝緊張しにくい体質〟になる小さな習慣

〝深い呼吸〟ができると、心が強くなる！

深い呼吸ができている人は、いつも穏やかで強い心が保たれ、小さなことで緊張しにくくなるというのをご存じですか？

わたしたちが無意識に繰り返している呼吸には、生命維持には欠かせない重要な役割があります。たとえばまったく食事をしなくても、個人差はありますが、水さえ飲んでいれば二週間以上も生きていられるそうです。ところが、呼吸はほんのわずかな間止まっただけでも命が失われるほど、大切なものです。

呼吸には皮膚呼吸と肺呼吸とがありますが、ほとんどの人は肺のもてる能力を、すべて使っていないそうです。ことに現代人は、浅くせかせかとした呼吸を繰り返していますので、新陳代謝を活発に行なうことができません。

また呼吸は感情と密接な関わりがあり、怒ったときや緊張したときなどは、より浅く早くなり、そのために胸がドキドキするのです。

呼吸は自律神経で無意識に行なわれていますが、吸う息は交感神経（緊張したり、ストレスがあったり、また活動時に高まる）が優位になります。

一方、吐く息は副交感神経（リラックしているとき、楽しいとき、休んでいるときなどに高まる）で行なわれています。わたしたちも、疲れたり飽きたりすると、無意識にため息やあくびが出ますが、それは息を吐いて、副交感神経を働かせようとしているのです。ですから自然にリラックスができるのです。

体は本当に精巧にできているものですね。

そこで、その呼吸を応用して、ストレスを解消したり、緊張を素早く取り去ったり、精神状態を安定させたりするプチ・リセット法をご紹介しましょう。

・不安や緊張を取り去る自己暗示呼吸

1 両手をこすり合わせて温かくし、その手をおなか（胃のあたり、下腹など自分が心地よく感じるところ）に当て、手の温かさを感じるように、ゆっくり息を吐き出します。

2 息を吸うときには、今のあなたに必要な要素（たとえば勇気、自信、安心感、幸運、落ち着いた気持ちなど）を、ゆっくり吸い込みます。

3 その吸い込んだプラスの要素が、心と体に広がっていく、染み込んでいく、などとイメージし、少しだけ息を止めます。

4 今あなたを困らせているマイナスの元……たとえば緊張感、不安感、弱気、恐怖感、自信喪失など……をすっかり出してしまうつもりで、できるだけ細く長く息を吐き出しましょう。

これを少なくとも十回以上行なってください。マイナスの気分がすっきりと吐き出され、穏やかな自分を取り戻せるはずです。

集中力までアップする三つのリラックス法

さて、緊張しているときには、呼吸も浅くなり、頭に血が上るため、手足が冷たく感じられるはずです。ほおに手を当て「冷たいな」と感じたときには緊張しているのです。そんなときは、集中力や客観性もなくなり、もてる力を発揮することができず、何事も失敗しがち。

そこで、呼吸法を利用した、その場ですぐできる効果的な緊張のプチ・リセット法をご紹介しましょう。

1　指先を細かく振る

緊張すると気が上るそうですが、そんな場合には両手を下げて細かく震わせるように振ると、上っていた気が下がって、気持ちが落ち着いて効果的です。

これを息を吐きながら行ないましょう。「フーッ」と吐きながら、手の動きと合わせて続けてください。意識は吐くことだけに向けましょう。呼吸はスポイトと同じ原理なので、ゆっくり吐くと息が自然に入ってきます。二分間ぐらい行なうと、かなり気持ちが落ち着いてきます。

2 顔全体を大きく動かす

緊張すると顔がこわばりますので、思い切り口を大きく開けて、顔中が口になるようなイメージで、口を縦にしたり、真横に開いたり、斜めにしたりして、顔が疲れるぐらい動かしましょう。

口を大きくふくらませて、左右に動かしたり、口の中の空気をグルグル回したりするのも効果的です。

3 口元を緩める

緊張すると奥歯を硬くかみ締めるため、眉間にしわが寄って表情がこわばります。

緊張しそうなとき、また「今こわばっているな」と感じたときなどに、この方法をやってみましょう。舌の先を前歯の裏側に軽くつけるだけ、という簡単な方法です。

これは誰にも気がつかれずにどこでもできますので、鏡を見て練習してください。

すると口元がふわっと緩んで、表情がほぐれます。試してみましょう。

赤ちゃんはいつもそうしているそうです。だからいつも柔らかく、とても愛らしい顔をしているのでしょう。

いつも緊張してしまう人は、舌の先を上の歯の裏側に軽くタッチし、口角（唇の両端）をキュッと上げるようにすると、微笑んでいるように見えて、とてもチャーミングです。ぜひ習慣にしてくださいね。

"緊張のエネルギー"は効率よく仕事に生かそう！

どんな人にでも、多かれ少なかれ自意識はあるもの。

ところが、何をするにも必要以上に「他人にどう思われているだろうか？」とか、「自分の言動をどのように評価するだろうか？」などと、他人の目を気にしすぎる人は「自意識過剰」と呼ばれ、生きづらくなってしまいます。

裕香さんは看護師ですが、子どもの頃から緊張症でした。中学生のとき、授業中に突然先生に教科書を読むように言われてしどろもどろになり、そのときの恥ずかしさが忘れられず、それ以来、他人の目を気にするようになったそうです。

現在は、ある大学病院の外科の手術室に勤めていて、とても緊張する場面が多く、最近は胃腸の具合まで悪いそうです。毎朝三十人ほどで、点呼や申し送りがあるそうですが、後でどっと疲れが出ると言います。

また手術中は緊張したムードの中で、医師に手術道具を次から次へと素早く渡さなければなりませんが、ちょっと動作が遅いと、先生の機嫌が悪くなります。

自分ではよく注意をしていても、どぎまぎして先生に怒鳴られることもあったそうです。

テレビなどで手術室の場面を見ることがありますが、ピーンと張り詰めた雰囲気は、とても緊迫感があり、実際にその中で仕事をすることは、さぞ大変なことだと想像できました。

裕香さんは憧れて看護師になりましたが、現場の仕事は思った以上にきついため、転職をしたいと考えるようになったそうです。

緊張しやすく、そのことで、より他人の視線を気にする裕香さんに、「意識は一つしかないのだから、仕事をするときには他人のことは気にしないで、今やるべきことだけに集中するように」とアドバイスをしました。

また緊張はエネルギーなので、そう長い時間は継続しないこと、そして「その緊張状態はすぐに通り過ぎていくと考えると気持ちがとても楽になる」ことも話しました。

武者ぶるいという言葉もあるように、何かを始めるときには、失敗しないため、またヤル気を出すためにも、適度の緊張感は必要なものです。その緊張のエネルギーを集中に変えるよう意識することで、より効率よく仕事ができるのです。

ことに「正確に、敏速に」が要求される職場で他のことに気をとられていると、注意が散漫になり、ミスの原因になります。

「重要なことは他人の目より、今やるべきこと」と割り切った彼女は、だんだん自意識過剰から解放されていきました。

何度かカウンセリングを続けていくうちに、裕香さんは何となくおどおどした態度がなくなり、とても落ち着いてきたように感じました。

最近ある先生から「この頃、だいぶテキパキしてきたねと褒められた」とうれしそうに話してくれ、「やっぱりこの仕事を続けていきます」と、きっぱり宣言したのです。

白衣の天使と表現される看護師さんの仕事は、心身ともに疲れる仕事ですが、人を助ける素晴らしい職業です。裕香さんはすっかり自信をつけたようで、本当にイキイキしてきれいになりました。写真でしか見たことがない彼女の白衣姿はきっと素敵だろうと、わたしは想像しています。

〝怒りの感情〟を上手に流し去るヒント

〝般若のような自分〟を鏡で見る

イライラや怒りの感情にまかせて、ついキツイ一言を相手にぶつけてしまったり、誰かに八つ当たりしたり……。

そんな経験は誰にでもあると思います。

そんなときこそ、グッと口を閉じ、プチ・リセットしてほしいと思います。

カーッと頭に血が上っているときは、冷静さを失った状態。そんなときには絶対に口を開かないことが鉄則。激情のあまり、思わずホンネが飛び出して、相手を徹底的に傷つけ、取り返しがつかないことにもなりかねません。

怒りは本能的なナマの感情ですが、その激しい感情をそのまま相手に伝えたとしたら？　たとえどんな魅力的な女性でも、相手はがっかりするはずです。

自分の気持ちをストレートに出していたら、人間関係は最悪です。ことに頭に血が上りやすい方はご用心。

そこで、怒りの感情が湧き上がってきたら、まず「自分の顔を鏡に映してじっくり観察」してみましょう。

すると、どうですか？　すごいでしょう！

目はつり上がり、口角は下がっている……表情がとても怖い。

短気な人はカーッとしたら、すぐに鏡を見るクセをつけましょう。そんな自分を反省して、心が少しおさまってくるはずです。

いつもニコニコしている人は、いつまでも若い人

それから、深い呼吸を心がけることも役立ちます。イライラッとしてきたら、口から「フーッ」と大きく息を吐き出しましょう。吐く息はリラックスにつながりますので、気持ちが落ち着いてきます。

どんなに怒り狂っていても、十回もやればかなり気持ちは静まってくるはず。

怒りは内臓にも大きく影響しますから、胃が痛くなったり、心臓がドキドキしたり

します。中国に「一笑一若、一怒一老」という言葉がありますが、怒るとシワが増えて、老化も早くなるそうですよ。

たとえば、友人と待ち合わせをしているとき、また乗り物を待っているときなどに、その相手や乗り物などが定時に来ないと、腹が立ってだんだんイライラしてくることがあるでしょう。

これは、わたしがそんなときによくやる方法です。心の中で「深呼吸を三十回やったら友達が来る」とか、「二十回深呼吸をしたらバスが来る」などと、自分で賭けをするのです。

そして、自分が賭けた回数どおりに友達が来たり、バスや電車が来たりすると、とてもラッキーな気分になるから不思議です。

そんなときには、たとえ相手が遅れてきても、深呼吸を繰り返して気持ちが落ち着いているうえ、タイミングよく相手が現われたので、ついニコニコしてしまいます。

わたしは以前、「あなたは遅れても絶対に怒らないのね」と、友人によく言われました。

深呼吸は精神状態を安定させ、気分転換にもなり、内臓の働きも活性化しますので、一挙両得ではないかと思います。イライラすると眉間にしわが寄り、表情がけわしくなります。

遅れた相手に(彼ならなおさらですが……)「怒っているな」とすぐわかってしまうようでは半人前。そんなときこそニコニコできる人は、相手に好感をもたれますのでぜひお試しください。

大人の女性は、内心ではとても怒っていても、表面はニコニコするのがベスト。たとえそれは無理としても、いちいち腹を立てていては、あなたの神経だってもちません。

気持ちを吐き出す〝ダイナミック呼吸法〟

菜緒さんは二十三歳の店員ですが、ふだんは大変おとなしくて、自分の意見も言えず、相手の言いなりになるタイプでした。そのため、いつも心の中でブツブツ言っては、ストレスを発散していたのです。ところが、そのフラストレーションが頂点に達すると、ある日突然キレて攻撃的になり、相手を責めてしまうのだそうです。

そのことが原因で、今まで何度職場を変わったか知れません。そんな自分がとても嫌になり、相談に見えたのです。

たった二時間の指導でしたが、原因が「今まであまりにも自分の気持ちを抑えすぎていたこと」にあることがハッキリわかり、怒りを上手にコントロールできるようになりました。

彼女には、次の呼吸法をご指導しました。ある程度自分の気持ちを表現すると同時に、それでも腹が立ったら、すぐその場で冷静になる深呼吸で、カーッとしたときにすぐ役立ちます。

1 息を思い切り吸って、少し息を止めます。

2 今あなたを憤らせているマイナスの感情、怒り、ストレスなどを口から強く、力いっぱい「フーッ」と吐き出しましょう。

これは五、六回でかなり気持ちが落ち着きます。「強く吐き出す息とともに怒りがなくなっていく」と自己暗示をかけながらやると、より効果的です。菜緒さんのような性格の方には特に効果があります。

〝盛大な音〟で感情を発散!

そうはいっても、内心に抑え込んだ怒りが消えなかったら?「くやしーい!」「絶対に許せない!」なーんてすごい怒りは、そのまま放っておいたら、もう大変。すぐにプチ・リセットしなくては!

そんなときは、ダイナミックなアクションをどうぞ!

いらなくなった新聞や雑誌をビリバリと破いたり、スリッパで床を叩いたり、子どものように両足で床を踏み鳴らしたりしてみる。音楽のボリュームを上げて、大声で怒鳴ってみるのも、とてもスッキリ! 誰もいない家の中でなら、我慢することはないのです。

大きな音を出して気持ちを発散させるのも効果的。風船に怒りを吐き出すような気持ちで思い切りふくらませて、とがったもので突いて「パン!」と大きな音を出すのも、チョッと怖いけれど気持ちいいですよ。

それから、いらなくなったお皿などの瀬戸物を、流しに叩きつけて割るのも、大きな音がします。でも、くれぐれも怪我をしないようにしてくださいね。わたしはそんなとき、ステンレスのスプーンや、お玉など割れないものを投げつけましたが……。

わたしが若い頃は大家族でしたので、夫の両親や兄弟たちに腹が立つと、ごぼうを買ってきてダイナミックに皮をむき、まな板の上で盛大にバン！　バン！　と音を立てながら叩き切ったりしました。すると気持ちが晴れたのです。

後でそれを牛肉と煮ると、とても美味しい。できあがった叩きごぼうを家族が「美味しいね」と食べているのを見て、少し溜飲《りゅういん》が下がったことを、今ありありと思い出しました。

あなたもお料理が好きなら、試してはいかがでしょう。とっても面白いですよ！

自分の感情をコントロールできないのは〝一生の損〟

この項目の最後に、短気でわがままなために、いつも自分の気持ちをコントロールできず、大切な人の愛を失ってしまった女性の例をご紹介しましょう。

一人娘で両親と祖父母に溺愛されて育った久美さんは、大変短気な性格でした。そのため、今までいつも失敗ばかり。二十八歳になった今でも、腹が立つと我慢ができず、「このままでは絶対に結婚できない」と自分でも大変悩みました。

きっかけは、公務員の彼と一年ぐらい交際し、お互いにそろそろ結婚をと考えた矢先、彼の親友と一緒に食事をしたときのことです。

その友人が何気なく言った一言にカーッとして前後の見境がなくなり、思わずその場を飛び出して家に帰ってしまったのだそうです。

原因は、友人の「ちょっとふっくらしているね」という言葉でした。

もちろん、相手は「何となく愛らしい感じ」と、褒め言葉のつもりだったそうです。ところがスリム願望の久美さんは、「太っていると言われた」と勘違いし、すっかり腹を立てたのでした。

その後、彼らは突然出て行った久美さんについて、今までの交際期間にも度々態度が豹変することがあったことなど、いろいろと話し合ったのだそうです。そして彼は、将来を考えると、やはりそんな態度をとる女性とは結婚しないほうがよい、と結論を出したそうです。

別れの手紙でそれをハッキリと指摘されたことで、久美さんは大変悲しい思いをしました。でも、それも「自分がまいた種」と潔く諦め、また深く反省し、「自己改造」のためにカウンセリングに訪れたのです。

性格分析の結果は、顕著な自己顕示タイプでした。目立ちたがりで、いつも自分が中心でなければ気がすまず、また嫉妬心や競争心が強いことです。最も腹立たしいのは無視をされたときですが、勝ち気なため、少しでも他人が自分より優位になると、我慢できずイライラするのです。スタンドプレーが上手で、他人に賞賛されるのが大好きです。

そんな久美さんは、些細なことでも自分が侮辱されたと思い込み、頭に血が上りやすいのです。

しかし、自分の性格や行動パターンや考え方などをハッキリ理解した彼女は、真摯に自分を変える努力をしました。そして「いつも自分を中心にして世の中が回っているのではない」と、認識できたのです。

すると、今まで何となくギクシャクしていた職場の人や友人たちとも、スムーズにつきあえるようになったそうです。

自分の感情（特に怒り）をコントロールできないのは、一生の損です。気が短くて、他人に不快な思いをさせたり、また大切なチャンスを無駄にしたりしないように、十分注意しましょう。

素敵な女性はいつも穏やかでなければ。そして、いつもにこやかなあなたでいてくださいね。

心を〝明るい光〟と〝幸せのバラ色〟でいっぱいにする方法

心の中のさみしさは〝お日様のような光〟でかわかしましょう！

誰でも、ちょっぴりものさみしい気分が心をおおうときがあります。人によって違うと思いますが、冬の夕暮れ時に人恋しい気分になるという人や、お腹がいっぱいになると、何だかさみしい気分になるという人を知っています。

たまには、そんな気分にひたるのもセンチメンタルかもしれませんが、なるべく明るい心でいたほうが人生は何かと楽しいものです。だから、そんなときは心をプチ・リセットしてみましょう。

まず、さみしさを色にたとえるとしたら、あなたのイメージはどんな色？

わたしは「少し紫がかったグレー」ではないかとイメージします。

心の中に広がっているこの色、その「さみしさの元」を、水にぬれたタオルを絞るようなつもりで、そっと絞ってみませんか？

あなたの心の形を少し長めにして、その両端を持って、「さみしさの元」を絞り出すようなイメージで、心を傷つけないように、でもキューッと力を入れて絞りましょう。

すると「さみしさの元」の水分がだんだん出てきます。ほら、ずっしり重かった心が少しずつ軽くなってきたでしょう。

すっかり絞れたら、シワシワになった心をまるでハンカチを伸ばすように、やさしくパンパンと叩きましょう。そして空っぽになったあなたの心の中に、暖かく明るいお日様のような光と、愛と幸せのバラ色をかわるがわる吸い込むのです。

すると心は少しずつふくらんできます。ほどよい形になったらそこでストップ！　するとあなたの心の中は、明るい光と、幸せのバラ色が、まるでマーブル模様のようにいっぱいに広がってきます。

そして気がついたら、さみしさがどこかへ飛んでいっちゃった！

当たり前のことだと思うかもしれませんが、あなたは家族、友達、恋人……その他いろいろな人に愛されているのですよ。

またいつでも、どこでも、あなたを見守り、導いてくださる大きな力があることを、決して忘れないでくださいね。

ほーら、元気になったでしょう。たとえそばに誰もいなくても、あなたは決して一人ではないのですから。

あなたには〝冬の日の日だまり〟のような友人はいますか？

「さみしくてたまらない」

「誰かに今のこんな気持ちを聞いてほしい」

「もう腹が立って仕方がない」

そんな気分のとき、あなたのつらさをただ黙って聞いてくれる人がいますか？　こんな人がいたとしたら、どんなに心強いことでしょう。

もしいなかったら、家族や恋人ではなく、あなたの先輩、親戚、友達などから選んで、ぜひ確保しましょう。

心の中からの悲鳴のような、あなたの訴えを十分聞いてくれる人は、メンタルな意味でかけがえのない大切な存在です。

たとえ会えなくても、メールではなく、電話で相手の声を聞きながら話せると、まるで冬の日の日だまりのように、冷たかった心がだんだんポカポカと暖まってきます。するとの中のさみしさが、だんだんなくなっていくのを感じますね。おしゃべりは本当に最高のプチ・リセット法！　ホラ！　とても気持ちが明るくなってきたでしょ。

あなたをなぐさめたり、励ましたりしてくれる人は、あなたの心の大切な「駆け込み寺」です。思う存分聞いてもらったら、あなたもまたその人のために、いつか役に立ちましょうね。

そしてこれからもあなたを癒してくれる、とても大切な「駆け込み寺」をキープするために、ときにはお布施《ふせ》（お茶や食事をご馳走したり、ちょっとしたプレゼントをしたりすること）を差し上げることもお忘れなく。

わたしも人生の先輩の「心の駆け込み寺」を二人だけもっています。そんな人がいてくれるだけで、ずいぶん精神が安定するような気がします。いくつになっても、人間は決して一人では生きられませんから。

“明るい色のクレパス”で心を塗ってみる

絵を描くのも、ものさみしい気分をやっつけるプチ・リセット法です。

大きな紙かチラシの裏でも、白ければ何でもよいのですが、紙を用意します。さみしくなったり、悲しくなったりしたときには、そこに絵を描いたり、塗りつぶしたりしましょう。明るい黄色や、きれいなブルー、グリーン、ピンク、赤……いろいろな色を組み合わせてもいいし、あなたの気分で白い紙が見えなくなるまで塗るのです。紙を何枚も何枚も使って……。

絵画療法や風景構成法、その他にも絵を描いて自分の感情を表出し、気分を発散させたり、分析したりする心理的な方法がありますが、それからヒントを得たものです。まるで子どものように、好きな色で無心に塗りつぶしていると、頭の中が空っぽになってきます。そしていつの間にか、さみしさで冷たくなっていた心が、だんだんほぐれて柔らかく温かくなってくることでしょう。

わたしのお勧めは、明るい黄色です。

明るい光のような黄色を使って、一所懸命に塗りつぶしていると、だんだん楽しくなってくるかも。

クレパスはとても柔らかいので、その色が手につきますが、洗えば簡単に落ちますし、手を洗うときにはさみしさも一緒に洗い流すようにイメージすると、より効果的。クレパスはすぐに減ってしまうので、好きな色をバラ売りのスペアでそろえるといいですね。

わたしは子どもたちが幼いときに、よく三人でこれをやっては笑い転げました。そのときには、それぞれがいろいろな歌を唄いながら描いたことを、今なつかしく思い出しました。あなたも試してみませんか。案外楽しいですよ。

〝買い物〟に逃げるのは、心とお金の無駄遣い

和美さんは親友の梓さんから「もうあなたとはつきあいたくないから、電話もメールもしないで」と言われたことで、大変落ち込んでいました。

原因はハッキリしないけれど、もしかしたらこんなことが彼女を傷つけたのではと、心当たりがあると言って、次のように話してくれました。

中学時代からの親友で、同じ大学に進学した梓さんは、大学を卒業してから、東京の企業に就職しました。そのため一人暮らしでした。

一方、和美さんは大学を中退し、郊外に住む姉のところに住んでいました。彼女はある食品会社で働いていますが、今でも実家から仕送りがあり、自分で働いたお金は全部使えるという結構な身分だったのです。

買い物に行くときには、親しい梓さんを呼び出し、必ずつきあってもらっていました。そのお礼に、必ず食事はご馳走していたそうです。

でも梓さんは一人暮らしでしたので、和美さんの派手なお金の使い方を、内心いつも羨ましく思っていたようです。

そして、この一年半あまり、派手に買い物する和美さんを黙って見ていて、つつましい暮らしをしている自分とのあまりの違いに、だんだん不快感が募っていったのかもしれません。

もともとわがままで目立ちたがりな和美さんは、職場でもあまり親しい友人ができないため、梓さんに去られてみると、そのさみしさに耐えられなかったのでしょう。

それからは、いろいろなものを買い漁るようになりました。はじめは身の回りのものでしたが、だんだんお金が続かなくなり、それ以来百円ショップで、ほしくもない品物をたくさん買ってくるようになったのです。

狭い部屋はいろいろな品物であふれましたが、その中で暮らしていると、なぜかさみしさがなくなり、気分が落ち着いて眠れたそうです。

そんなある日「これではいけない、くだらないものばかり買って自分をごまかしている。何とか自分の気持ちをコントロールしたい」と、相談に訪れました。

そのときにも傘、ノート、バスケット、はさみなど、袋いっぱいの品物を持って「すみませんけれど、これ使っていただけませんか」と言われたのにはびっくりしましたが……。

現在はクレジットカードが一般的に使われていて、自分の支払い能力以上に買い物をし、自己破産している人が多い時代です。「でも、自分の買える範囲で買い物をしていたのは、まだリスクが少なくてよかったね」と言うと、和美さんは少しだけうれしそうでした。

さみしい人は必要以上に買い物をしたり、ドカ食いをしたりすることで、心の穴を埋めているようです。

でもいつもそうしていると、日常生活に支障が出てきます。やはり自分の気持ちをコントロールし、上手にプチ・リセットしたりすることで、その悪いクセを治す必要があると思います。

"打ち込める趣味"でエネルギーをチャージ！

甘えん坊でさみしがり、目立ちたがりでわがまま、勝ち気で負けず嫌いなどは自己顕示タイプの特徴ですが、和美さんはそれが顕著でした。

世の中はあなたが中心で回っているわけではない、少しは我慢することも必要、自分から他人に協調する、現在の生活を改める、などを元に彼女に具体的にアドバイスをしました。

その結果、自分が今まで恵まれすぎていたことが認識でき、考え方もだんだん変わり、とても素直になってきて、感謝の気持ちをもてるようになったのです。その頃から無駄な買い物をしなくなり、精神状態も落ち着いてきました。

そんな変化をした和美さんに、前から一度やってみたかったという、サーフィンを勧めたのです。

なぜなら広々とした海で行なうスポーツは、心身をリフレッシュさせ、エネルギーをチャージし、気分転換に最適だからです。わたしの知人がやっており、その素晴らしさをときどき聞かされていたので、派手好きな和美さんにはピッタリではと思いました。

サーフボードは中古なら数万円で買えますし、「はじめはインストラクターに教えてもらいながら、だんだん自分でそのテクニックをマスターし、それが少しずつ身につき、はじめて波に乗れたときにはもう最高だった！」という、知人の受け売りを話しました。

「ことに女性のサーファーは大変少ないので、きれいに波に乗れると、とても目立ち、すごくカッコイイそうだ」と言うと、すっかりその気になったようです。

今住んでいるところの近くに人気のスポットがあることも、とても幸いでした。

その後、親友の梓さんと仲直りをして、今は健康的なスポーツに夢中になっている和美さんが買い物依存症からすっかり解放されたことは言うまでもありません。

仕事も趣味も一所懸命、今だからこそできるものに情熱を燃やすと、ストレスはなくなり、毎日がより充実してくるのです。

打ち込める趣味をもつことも、心をプチ・リセットするいい方法だと思います。

〝大人の女性〟に変身するための心がまえ

〝一人力〟をきたえましょう

さみしがりな人は、どこに行くにも、誰かと一緒でなければ行動できないようですが、実は、わたしも若い頃はそうでした。あなたも、もしかしてそうではありませんか?

そんなタイプの人はいつも他人に頼っているために、何か問題が起きたときにはすぐ他人の意見を求めるようです。

もし、あなたにそんな傾向があるのなら、自分を〝大人の女性〟に変身させるために、上手にプチ・リセットしてみませんか?

いつもいつも他人を頼っていては、相手に迷惑なこともあるかもしれません。

日常のランチや、お茶を飲むのも、また映画やコンサートに行ったりするのも、もちろん旅行にも一人では出かけられないことでしょう。それでは困ります。せめてふだんは一人で行動できるようにしてはいかがでしょうか。

最近はどこに行っても、一人の人がだんだん増えたような気がします。

たとえばレストランや喫茶店などでも一人で食事をしたり、お茶を飲んだりしている人をよく見かけます。

先日の午後、わたしはあるホテルの喫茶室で、仕事の打ち合わせのために待ち合わせをしていたのですが、そのときに二十代の女性が、一人でコーヒーを飲みながらケーキを食べていました。ホテルはコーヒーのおかわりがいくらでもできるためか、「もう一つケーキをください」といって、コーヒーとケーキのおかわりをしていました。

わたしは何気なく見てしまったのですが、誰かと待ち合わせている様子はなく、美味しそうに食べている姿は、なぜかとても微笑ましく「若いということは何をしても絵になるのだな」と、羨ましくさえなりました。

あなたも思い切って一人で行動してみませんか！

また、いつも他人に頼っていると、相手が自分の思いどおりにならないと、裏切られたように感じたり、ガッカリしたりと、結局はストレスをため込む結果になることも多いのです。

誰かと一緒に行動すると、相手に合わせなければならないため、気を遣います。たとえば美術館など好きな作品を心ゆくまでゆっくり鑑賞したいと思っても、他人が一緒ですと、どうしても相手のタイミングに合わせてしまいがち。

いくら仲のいいお友達でも、それぞれの価値観やものの見方には違いがありますので、何でも一緒では疲れるのではないでしょうか。

でも一人なら、そんな気兼ねはまったくいりません。相手に気を遣うこともなく、ノビノビとふるまうことができるのです。

それに、たとえば行きなれた場所や同じ道でも、他人とおしゃべりしながら歩くのと、一人で歩くのとでは観察力が違うのです。「こんなところに、あんなものがある」などと、意外なことに気がついたりして……。

これからは「解放感のある、一人でも楽しめる素敵な時間」を、時折もちませんか。それは大人の女性の魅力の一つかもしれませんよ。

もう一つアドバイスしましょう。依存型の人は、相手にうんざりされて、失恋することもとても多いのです。さあ！　今日から一人歩きのレッスンをしましょう。

〝ぬるま湯気分〟を一新してみませんか？

もしもあなたが二十五歳以上で、まだ両親や家族と一緒に暮らし、いつも干渉されたり、帰宅時間をうるさく言われたりしてうんざりしていて、「もう子どもじゃないんだから、いい加減にしてよね」と腹を立てていたとします。

そんな場合には、思い切って独立してはいかがでしょうか？　新しい環境を自分でつくるという、ちょっと大がかりなプチ・リセットを実行するのです。

親にとって、同居をしているうちはいつまでも子どものような気がしています。まして いろいろと世話をかけているのなら、なおさらだと思います。

最近は少子化のために、親子が互いに依存しあっている家庭が増えていますが、あなたのお宅では、その心当たりはないでしょうか？　それがお互いに心地よい状態ならよいのですが、自由がなく、絶えずイライラしてストレスがたまりがちだとしたら、思い切って自立することをお勧めいたします。

ただし一人暮らしを始めるには、それなりの経済力が必要です。

今まで家に生活費を入れていない、入れていたとしてもほんのわずかだけで、収入のほとんどは貯金もせず、お小遣いで消えていたとしたら、それはかなり厳しい状態です。

自立をしたい気持ちがあるのなら、今までのぬるま湯的な気分を一新し、そのための準備が必要です。その気持ちが十分あり、今すぐは不可能なら、今から何年後と目標を定め、貯金を始めましょう。

その期間の間に結婚することになったら、それは必要経費にしたり、これからの結婚生活に備える「自分だけのへそくり」として持っていきましょう。

たとえ結婚したとしても、自分だけのお金は必要ですし、いくらあっても邪魔にはなりません。この方法はこれから結婚する人に、わたしが必ずアドバイスをしていることです。

これだけはハッキリしていますが、一人暮らしは食事など日常のすべてを、全部一人でやることになるので、今まで「三食、掃除、洗濯つき」で暮らしてきた方には、かなり大変かもしれません。

でも、すべてが自分の思いどおりにできるので、それなりに楽しいでしょう。心の自由と行動の自由、解放感は素晴らしいものです。

ただ、「おかえりなさい」と迎えてくれる人がいない暗い部屋に帰るのは、ちょっぴりさみしいものです。でも、自立とさみしさと責任感はワンセット。チョッと勇気とお金は必要ですが、ストレスを受けながら暮らすより、よほど建設的かもしれません。トライしてはいかがでしょうか。

今までより、親子の関係がよくなる可能性も大です。

〝世間の常識〟よりも自分の気持ちに忠実に……

「わたしにはたくさんの友達も恋人もいるし、自由だし……本当に自分の思いどおりに生きています」

こう話す麗華さんは、とても素敵なキャリアウーマンです。

世間の目を気にせず、ノビノビと仕事と趣味を楽しみ、人生を謳歌《おうか》している「才色兼備」のサンプルのような彼女は、三十五歳のセールスレディです。

「一人でいてまったくさみしくないといったら、もしかして嘘になるかもしれません。一人で暗く寒い部屋に、グッタリ疲れて深夜に帰るとき、それから休日にのんびり過ごしていたときなど、ふと、さみしくなるときがあります。そんなとき、わたしは一人で、町を歩き回ります。

するとどんな店でも、喫茶店やレストランなどでも、一人だけで過ごしている人がとてもたくさんいることに気がつき、わたしだけじゃないんだと、安心します。もし結婚していても、その相手といつでも必ず心が通じているとは限らないでしょう。そんなときのほうが、一人でいるよりもっとさみしいのではないかしら？」

彼女は業績もよく、いつも社内ではトップでしたし、またその評価も大変高いようでした。

夏休みには、恋人と海外へスキューバダイビングのために旅行をしたり、またフランスの美術館に一人で出かけたり、その華やかさはいつも社内の噂の種でした。

両親が「きれいで華やかに生きられるように」との願いを込めて自分の名前をつけたと知った中学生の頃に、「自分の人生は、自分の思いどおりに生きる」と決心したそうです。

そして高校、大学もすべて自分で選び、現在の会社に就職をしたのです。

友達の多くが結婚していく中で、「そろそろ結婚を考えたら」と心配する両親に「たとえどんなに好きな恋人がいても、絶対に結婚はしたくない」と宣言しました。

そのため麗華さんと結婚を望んだ二人の恋人は、自然に去っていったそうです。

麗華さんの仕事は歩合制のため、かなり高収入でしたので、三十歳のときに親の財産分与と自分の貯金を合わせて、「ここに一生住もう」と、大変気に入って決めたマンションを買いました。

仕事も充実し、自由な生活を満喫していますので、これからもマイペースで生きていくことでしょう。一時「負け犬」論争が世間の話題になりましたが、「それは本当は結婚したいけれどできない人のことで、わたしは自分の意志で一生独身と決めた」と、ハッキリ割り切っている麗華さんは、とても毅然としていて立派です。名前のように、華やかに自由に生きる麗華さんは、憧れの先輩として、部下からも大変信頼されているようで、何かと相談を持ちかけられるとか。

わたしは「結婚という常識にまったくとらわれず、これからはますます自立した独身の女性が増えるだろう」と感じました。

4章

恋愛に立ち止まったとき……

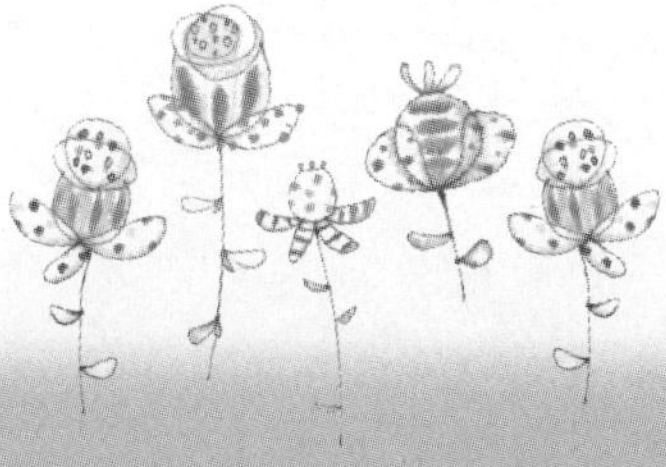

〝恋が始まる予感〟をつかんでますか

〝気になる人〟にさりげなくアプローチするには

職場で好きな人ができた。趣味の仲間を好きになった。けれど、どうしても打ち明けられない……。こんな相談をよくもちかけられます。

最近は女性もかなり積極的ですが、やはりいきなり「あなたが好きなので、ぜひおつきあいしてください」などと言うのは、よほど勇気がないとできません。でも、ただ黙って待っているだけでは、相手はまったく気がついてくれないでしょう。

そんなときは、あなたからさりげなくアプローチすることをお勧めします。ちょっと勇気はいりますが、時はどんどん流れていきます。あなたが悩んだりしている間にも、あなたの意中の男性を他の女性が狙っているかもしれません。

彼についての知識がなかったら、趣味や生活環境など、ある程度の情報を集めることが必要なのは、言うまでもありません。

友人から聞き出してもらったり、あなたからさりげなく周りの人に聞いてみたりしましょう。その相手には、もしかしたら結婚を決めている恋人がいたり、妻子がいたりする可能性もあるからです。それらがハッキリしたら、やはり潔く諦めたほうがよいでしょう。

・好きな人に告白する前の準備体操

1 その人の行動範囲がわかったら、同じ職場ならランチをするお店や、お弁当を買うお店、帰りのルートなど、偶然会ったように、何度でも顔を合わせる工夫をする。

2 職場が同じなら、会社を一番先に飛び出すようなことはやめて、残業するふりをする。同じように残業している彼を、食事や飲みに行きませんかなどと誘ってみる。

3 その人の好きそうなスポーツや、映画などのチケットを買い「友達にもらったので、よかったら一緒に行きませんか」と声をかける。

4 彼の趣味を把握したら、それらの情報を詳しく集め、機会があったらそのことを自分から話しかけてみる。

5 自分の目の届く範囲にいたら、ときどき意識的に見つめ、視線が合ったら微笑む。

あなたなりに彼の意識を自分に向けるようにいろいろと工夫をしてみると、案外うまくいくかもしれません。

ただし、それらの努力が実って交際が始まればよいのですが、必ずしもそうスムーズにいくとは限りません。あなたからのアプローチを二、三度繰り返しても、あまり乗ってこなかったり、またつきあってくれたとしても、あまり楽しそうでなかったりしたら、それは彼があなたに関心がない証拠です。

それならサッパリと忘れましょう。あなたがいくら愛していても、反応のない人とつきあうのは、つまらないではありませんか。彼とあなたとは、まったく縁がなかったと、思い切って諦めることも必要だと思います。

男性が〝仕事優先〟になってしまうのを許せますか？

「自分は一所懸命尽くしているのに、彼が応えてくれない」

「最近、二人の間がさめてきてしまった気がする……」

あなたは、こんな悩みを抱えていませんか？

彼がデートに遅れたり、「やっぱり今日は会えない」と約束をすっぽかしたりしたとき、女性は「やっぱり二人はダメなのかしら……」ととても気にしますが、彼のほうは急に仕事が入っただけかもしれませんよ。

最近は、仕事にやりがいを感じ、第一線で活躍する若い女性がたくさんいます。でも、いくら女性の地位が高くなってはいても、やはりどちらかというと、男性のほうが職業的な意識は女性より強いように思います。

たとえば、もしあなたが「今日は彼と久しぶりにデート」とわくわくしている日に、「今日は残業をして」と急に上司から言われたとしたら？

あなたなら多分「今日はちょっと前々から予定が入っているので……」と、断るのではないでしょうか。でも、多くの男性は自分の将来のことを考えると、ここでＮＯとは言えません。そして、「私も断れないわ」という人なら、きっと彼の気持ちが理解できることでしょう。

それから、お互いに気持ちが通じてから、長くても半年ぐらいが「恋の蜜月期間」ではないかとわたしは思います。

それ以降は、お互いに少しずつ気持ちが安定してくる、「恋愛安定期」に入るようです。

この時期になると、男性はますます仕事優先になるでしょう。だからあなたも彼とのことばかり考えているのではなく、気持ちを上手にプチ・リセットして毎日を充実させる工夫をしてみてはいかが？

自分の恋愛は今どの辺りなのか、ちょっと冷静に考えてみて。

ただし、安定期であっても、いくら電話をしても、メールをしても、一切返事がないとしたら？　それは彼がもうあなたに関心がなくなった、と思ってもいいかもしれません。どんなに忙しくても、遠くに行っても、あなたを愛していれば、必ず連絡があるのがふつうですから。そんなときは、彼との関係をリセットしたほうがいいかもしれません。

彼との関係を続けるか〝リセット〟するか迷ったら

亜里沙さんは二十六歳ですが、「早く結婚して、子どもを産んで幸せな家庭をつくりたい」という願望がありました。彼女には二年前から交際している、社内の二歳年上の彼がいました。どちらの両親も、また社内でも、二人がいずれ結婚するだろうと認める仲だったのです。

でも亜里沙さんは、二年間も交際しているのに一向に結婚を申し込んでくれない彼の態度に、大変もどかしい思いをしていたのです。

先日も友人の結婚式に招待され、幸せそうな二人を見たら、とても羨ましくなりました。「わたしは彼と結婚できるのだろうか?」と、たまらなく不安になり、勇気を出して「わたしたち、これからどうなるのかしら?」と、聞いてみたそうです。

すると彼はこう答えたのです。「僕はもう少し仕事に打ち込みたいので、あと三年くらいは結婚する気はない。もしそれまで君が待てないなら、仕方がないけれど」と。

亜里沙さんは、そんな彼を愛しているのでとても悩み、相談に訪れたのでした。彼に「あと三年待って」と言われ、その後順調に結婚できたとしても、「二十代で子どもを産みたい」という、子どもの頃からの願望は実現することができません。

彼女は両親が遅くに結婚したため、母親が父母会などに参加すると、友達におばあさんだと思われて、とてもイヤな思いをしたそうです。

チャーミングな亜里沙さんは、趣味のクラブなどでも男性に大変人気がありましたが、「結婚を前提につきあっている恋人がいる」とわかると、だんだん誰からも誘われなくなったそうです。

「もう一度彼にあなたの気持ちを伝えて、お互いにハッキリと話し合ってみたら」と、わたしは勧めました。そして思い切って勇気を出して、いろいろ話し合ったそうですが、彼はやはり結婚は三年後でなければできないと、考えは曲げなかったそうです。

年頃の女性にとっては、あまりにも長すぎる三年間だと思います。まして「結婚して早く子どもを産みたい」という強い願望のある彼女にとって、それはとても長い期間で、大変リスクがあります。

わたしのアドバイスで潔く諦めた亜里沙さんは、その気持ちを彼にハッキリ宣言し、そのまま交際を絶ったのです。

そのときの彼は「あ、そうなんだ」という感じで、いたって淡々としていたので、「わたしが思っているほど、彼はわたしを愛していなかったのだ」と、むしろスッキリしたと話してくれました。

やはり人生で重要なことは「決断力」であることを、亜里沙さんは認識し、行動したのです。

とても美しく利発な彼女ですので、きっと間もなく理想の結婚相手が現われることでしょう。

男性への〝応援〟になる愛し方、〝重荷〟になる愛し方

知的で美人なのに、いつも恋がうまくいかない……なぜ?

美代子さんは外国の航空会社で働く国際線の客室乗務員で、知的で美しい人です。でも、三十六歳の現在までいつも失恋ばかりなのは、自分の性格が問題ではないかと悩み、その原因を知りたいので、ぜひ性格分析をしてほしいと訪れたのです。

スリムで背の高い彼女は、まるでファッションモデルのようで、どこにいても大変目立ちました。そのため、海外でもよく男性から声をかけられたそうです。

いろいろな有名人とも知り合い、かなり深い交際が今まで何度もあったそうです。語学が堪能な美代子さんですので、外国人ともつきあったことがありました。

そんな彼女も、いつかは結婚して平凡な家庭をもちたいと思っていたのです。月のうち半分以上は海外にいるため、ふつうのＯＬのようなお稽古事などはできま

せん。その分、日本にいるときには、時間をつくってお料理を習ったり、フラワーアレンジメントを習ったりして、結婚生活のために、いろいろと準備をしていました。

そうしているうちに、機内で知り合った三十八歳の商社マンと激しい恋に落ち、海外や国内での楽しいデートが半年ほど続きました。今度こそ結婚と思いはじめた頃、彼から突然別れを告げられたのです。

そのときに「あなたはとてもやさしく気配りができ、いい人だと思う。でもあなたが僕の妻になったときのことを考えると、やはり残念だが結婚は無理だと思った。恋人としては最高だったけれど」と言われ、美代子さんは大きなショックを受けました。

そして今まで何度も恋愛したけれど、「ほとんど一方的に相手が自分から去るのは、きっと自分に原因があるに違いない」と、気がついたのです。

美代子さんは大変母性が強く、他人に嫌われたくないために、相手に合わせることが多いタイプでした。やさしい人は相手に尽くすことが好きですが、「過ぎたるはなお及ばざるが如し」のことわざのように、相手に対して必要以上にお節介を焼き過ぎることが多いのです。

彼の気持ちを〝何気ない一言〟で遠ざけていませんか

美代子さんの過剰なやさしさの裏には、「相手を自分の思いどおりにしたい」という無意識が働いているようです。そのため相手が「親切の押し売りはうっとうしい」と感じることもあり、彼女から逃げたい気持ちが働くのです。

やさし過ぎる人の特徴は、自分の気が済むまで、とことん相手に尽くすことですが、それはむしろ相手にとっては迷惑だと認識し、「自分の尺度の七〇パーセント」を目安に抑えるのが大切です。

このタイプは、相手に合わせたいと我慢を続け、抑えに抑えたフラストレーションが、突然火を噴くことも多いのです。するとおとなしかった人が急に攻撃的な態度になり、他人を驚かせたりするのです。

この分析を熱心に聞いていた美代子さんは、「確かにわたしにはそんな面があり、突然泣き出したり、怒ったりして、彼を困らせたことがありました。そしてわたしがこんなに愛していて、あなたに合わせているのにと、ときに腹を立てました」と、自分が理解できたようで、反省しきりでした。

また、彼女はプライドが高く、感覚的でシャープな頭脳の持ち主で、繊細さと鈍感さを併せ持ち、独自の価値観に従う、非協調的な芸術家タイプでした。

この芸術家タイプは悪気なく他人の痛いところをズバリとついて、相手をカチンとさせることも多々あるため、人間関係がよくないケースもありがち。

多分、彼女が何気なく言った一言で、相手の男性は傷ついたり、ショックを受けたりして、癒されることがなかったのでしょう。

自分の内面に気がついた彼女に、わたしはそれらをどのようにコントロールするかを、具体的にアドバイスしました。

過去の失恋の原因は「自分の性格にあった」と、ハッキリ理解できた美代子さんは、今までの自分をプチ・リセットして、また元気に空を飛んでいます。

たくさんのチャンスをもつ幸運を生かして、今度こそ理想の彼と出会い、家庭をつくるのも間近なことでしょう。

その恋を「誰かの幸せ」を奪っても貫きたいですか？

奥さんがいる人を愛してしまった。あなたは「できたらその彼と結婚したい」と思っている——好きになればなるほど、苦しくなるのが不倫です。そして、わたしのカウンセリングルームには、「人には言えない恋」をして苦しんでいる女性たちが相談に訪れることがあります。

わたしはハッキリ言いましょう。彼との結婚願望を捨てること。あなたが彼と結婚することは、相手の家庭をこわし、奥さんや子どもたちに悲しい思いをさせる結果になるのです。その相手をどんなにあなたが愛していても、他人の幸せを奪うことは、絶対に許されません。

逆の立場で考えてください。もしもあなたが結婚していたとして、その夫が不倫をして、あなたと別れたいと言った場合を想像してみましょう。

いかがですか？　そんなことは絶対に許せないとは思いませんか？　それとも「わたしが嫌いになり、他の人が好きになったのなら、さっさと別れましょう」と、開き直れるでしょうか。

よほど相手に嫌気がさしているなら別ですが、ふつうの人は怒ったり、悲しんだりするだけではなく、さんざん悩み苦しむことでしょう。

たとえ他人のものを奪えたとしても、多分幸せにはなれないと思います。

愛し合って結婚をしても、毎日一緒に生活していると、相手への関心が薄れていくのは自然なことです。そして、仕事が忙しくすれ違いが続いていたり、子育ての疲れなどから二人の間がギクシャクしていたとしたら？

そんな状態のとき、独身の魅力的な女性と知り合って、その人が彼の好みであれば、魅かれるのは当然かもしれません。「絶対に妻を裏切りたくない」と思っている男性なら別ですが……。

男性が若い女性を口説くときは、「最近妻とうまくいっていないので、そのうち別れようと考えている」というのが常套句のようです。

そして「彼は奥さんより、わたしのほうをずっと愛しているのだ」と信じ込み、それからだんだんぬきさしならない関係になっていくようです。

今までわたしが相談を受けた例で多いのは、「お互いこんなに愛し合っているのだから、いつか結婚できると信じ、つらいけれどそのときまで待とう」といったケースです。

でも、いくら信じていても、必ずしもそうなるとは限りません。

口先だけで「妻とは別れようと思っている」と言いながら若い女性とつきあい、ホンネでは奥さんとまったく別れる気がなく、奥さんとの間に二人目の子どもが産まれることだってあるのです。

それでもまだ諦めきれずに、ずるずると何年もつきあい、そのためとうとう結婚できず、一生独身を通した……。もしそうなっても、本人が割り切っているのならよいでしょう。

もう一つ忠告しましょう。

そんなタイプの男性は、「同じようなプロセスを何度も繰り返す」可能性もあるのです。それを肝に銘じて慎重に行動をしてくださいね。

〝あなたにもっとふさわしい人〟は必ず現われる！

三十三歳の真美さんは「とてもさみしくて耐えられない。何とかこの気持ちをコントロールしたい」と訪れました。彼女は一年前に自分の不倫が原因で離婚したそうです。

真美さんは、あるデパートの店員で、紳士服売り場に勤めていましたが、売り場によく来て、いつも高価なものばかり買う四十代の男性がいました。仲間内では「あの人はよほどお金持ちなのね」と、噂をしていたそうです。

ある雨の日の会社帰りに、その顔見知りの男性と偶然会い、誘われて食事をごちそうになったそうです。それがきっかけで、夫に内緒でときどきデートを重ねるようになりました。

その男性はある会社の社長で、気前もよく話も面白く、一緒にいるととても楽しい人でした。そして独身の彼に、だんだん惹かれるようになり、いつか道ならぬ関係を自然にもったのだとか……。

そんな妻の様子に気がついた夫は、ある日会社から出る真美さんを尾行したそうです。彼女は、その日も彼とあるレストランで待ち合わせていたのです。

尾行されているとはまったく気がつかない二人は、どう見ても恋人同士のように振る舞い……。

大変腹を立てた夫は、一足先に家に帰ったそうですが、それから散々もめた末、結局離婚することになりました。まさか夫と離婚するとは夢にも思っていなかった真美さんは、自分がまいた種だから仕方がないと諦めました。

ところが離婚してから、今までやさしかった彼の態度が、だんだん冷たくなったそうです。真美さんが誘っても「今日は忙しい」「これから出張に行く」などと言い訳をして、だんだん会ってくれなくなったそうです。

「離婚した女につきまとわれるのは嫌だ」と、彼がある人に言ったことを聞き、「わたしがバカだった」と後悔しましたが、もう後の祭りです。

夫と恋人に去られた真美さんは、毎日毎日そのさみしさをもてあまし、カウンセリングルームを訪れたのです。

真美さんの場合は、夫を裏切った結果でしたが、人を苦しませると必ずその報いがあるのが自然の摂理ではないでしょうか。

もしもあなたが道ならぬ恋をしていたとしたら？　できるだけ早くその人から去り、忘れて、関係をリセットすべきだと思います。

つらかったり、悲しかったり、さみしかったりしても、それはほんの一時的なものです。

あなたにもっとふさわしい人が、きっと現われることでしょう。これはカウンセラーとしてのアドバイスです。

恋の終わりを〝新しい恋へのプロローグ〟に変えるコツ

次の一歩を踏み出すための〝プチ・リセット・セレモニー〟

理沙さんは二十五歳のOLですが、最近失恋して落ち込んでいました。夜も眠れなくなり、毎朝目が覚めると、涙がこぼれて仕方がありません。職場にいても、彼のことを思い出すと悲しくなり、気持ちが沈んで仕事が手につかずミスが多くなりました。

「いつまでもこんな気持ちでいてはいけない、何とか彼を忘れたい」と、相談に訪れました。

分析をしてみると、理沙さんは気分の切り替えが苦手で、過ぎ去った失敗や屈辱感をいつまでも引きずってしまう、典型的な執着型気質でした。

わたしはそんな理沙さんに「別れた彼のことを忘れられないのは、今までのプレゼントや写真、携帯に残っているメッセージなどを、いつまでもため込んでいるからでしょう」と聞くと、「でも大切な思い出だから捨てられない」と答えたのです。

執着型気質はものを大切にするという特徴もあるのですが、彼女の場合にはそれがぴったりと当てはまるようでした。

わたしはこのようにアドバイスをしました。

恋の終わりはまた新しい恋の始まりでもあること。自分に背を向けた人を追うのは、自分が惨めでかわいそうなこと。まだ若くてきれいなあなたには、これからもっと素敵な未来があるはず。だからもう過ぎたことは忘れましょうと。

失恋など、つらい過去の記憶を捨て去るいちばんいい方法は、今までの思い出を一切合財、処分すること。

理沙さんは、バッグ、ネックレス、セーター、腕時計、アクセサリーなどをビニール袋に入れ、もったいないという気持ちを断ち切り、思い切って捨てました。するとなぜか惜しい気持ちより、むしろとてもすっきりしたそうです。

そして手紙、写真などを全部、わたしのスタジオで燃やすことにしました。大きなバケツに水を入れ、その上に思い出の品々を浮かべます。スタジオを暗くし、火をつけました。手紙や写真は勢いよく燃え上がり、あっという間に灰になったのです。

その炎をじっと見つめながら、理沙さんは涙をあふれさせ、やがてしゃくりあげました。しかし、しばらくしてわたしを見たときには、まるで憑《つ》き物が落ちたように、表情が明るくすっきりしていました。

忘れることはつらくても、いつまでもそんな気持ちを引きずっていては、表情が暗くなり魅力がありません。そんなときこそ、プチ・リセットが必要なのです。まだ若くてきれいな理沙さんですから、きっとこれからも素敵な巡り合いがあることでしょう。

去っていった彼をどうしても忘れられないときは、あなたも思い切って過去と決別するために、こんなやり方を試してみては？　きっと気持ちが軽くなって、スッキリするはずですよ。

5 運もよくなるボディ・メンテナンス法

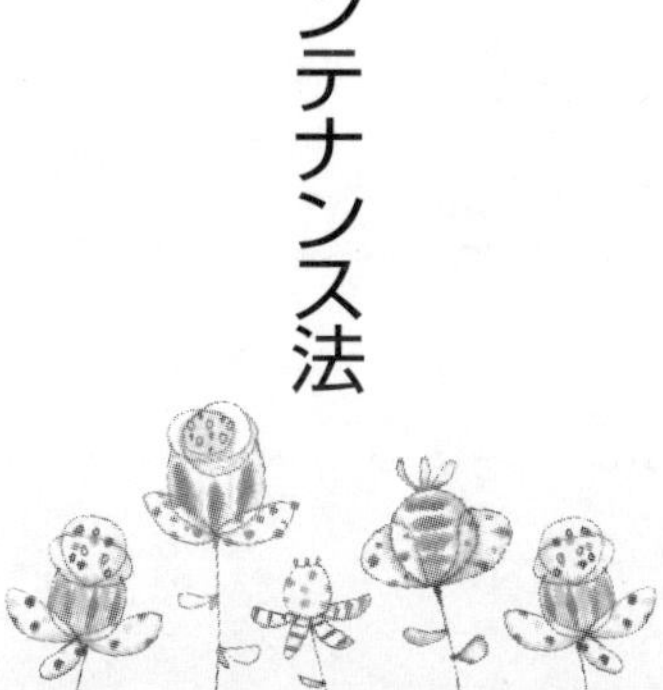

〝明日へのきれいエネルギー〟をチャージしていますか

女には〝秘密の隠れ家〟が必要

いつも前向きな気持ちで生きていたいと思っても、体が疲れて首や肩がこったり、足や腰が痛くなったりしているときは、どうしても気分も滅入ってくるもの。

また、毎日が職場と家庭との往復だけだったり、子育てと家事だけの生活だったりでは、ついイライラの感情も募るでしょう。

そんなときこそ、プチ・リセットです。

「疲れたな」と感じたら、それは心身が発している危険信号と受け止め、自分が最もリラックスできて、癒されるような心地よい環境に身をおきましょう。軽い運動や、散歩なども効果的です。

とにかく、いつもとは違った、非日常的な行動をとることです。

たとえば知らない喫茶店でゆっくりコーヒーを飲むだけでも、とても落ち着いて、ゆったりした気分になれるようです。

また映画館で好きな映画を観る、美術館に行き素晴らしい芸術を鑑賞するなど。誰にも邪魔をされない空間で（図書館や公園等）、思い切り贅沢な時間を過ごしたり、美味しいものを食べたりするのもよいでしょう。

ふだんがんばっている自分にご褒美をあげるつもりで、ときにはエステや、マッサージに行くのも素敵です。

わたしは神経が疲れたとき、女性専用のタイ式マッサージに行きます。そこはとても雰囲気がよく、九十分のマッサージを受けると、本当に心身が生き返ったような気分で、とてもリフレッシュします。

このように、あなただけの「秘密の隠れ家」のような場所をキープし、心身をくつろがせて、明日へのエネルギーをチャージしましょう。

きれいな肌には〝プチ・リセット効果〟がある！

肌の調子が悪いと、気分がブルーになりませんか？　逆に、朝起きて、いつもより肌にハリがあってしっとりしていると、それだけで心が元気になったりするもの。

そう、きれいな肌には女性の心をプチ・リセットする効果があるのです！

わたしたちの顔は、いつも紫外線の多い外気にさらされているため、老化しやすいところです。

またドライスキンや、オイリースキンなどの個人差により、小じわの出方は随分違ってきます。あなたはどちらのタイプでしょうか？

まだ若い方はあまり気にしていないかもしれませんが、日頃のお手入れによって、あなたの未来の肌はかなり違ってくるでしょう。最も老化しやすいところは、目の下、目じり、フェイスラインではないかと思います。

肌にとっては、乾燥が最もよくありません。理想的にはときどきお化粧直しができればいいのですが、忙しい日常ではなかなかそうもいきません。

そんなときにはメークをしたままでいいから、化粧水をスプレーするか、手で化粧水をつけましょう。わたしは三十代からそのことを習慣にしているためか、年齢のわりにはしわやシミもほとんどありません。

たとえ寝る前に丁寧にケアしても、時間も経過していますし、また冷房や暖房などでお肌はかなり乾燥していますから、十分に気をつけたいものです。

また紫外線はお肌の大敵。外出するときは必ずファンデーションをつけることが大切です。

わたしの古い友人は、色がとても白くてきれいでしたが、自然派を自認していて、基礎化粧品しか使っていませんでした。ゴルフが趣味で、日焼け止めもファンデーションもまったく使わないために、先日久しぶりで会ったときには、しわやシミがとても多く本当に驚きました。わたしより六歳若いはずが、お肌が老化していて、顔全体がくすんでいたのです。

基礎化粧品も大切ですが、それらは紫外線などをカットできないため、外出するときには必ずUVカットの化粧品を使うことをお忘れなく。

シミやしわのない自分の肌を鏡の中で見るだけでプチ・リセットできる……そうなったら素敵ですね。

首は〝顔の続き〟、しっかりケアを！

年齢を知る基準は「手、首、後ろ姿」と言われています。いくら顔はきれいでも、そこを見ると年齢がわかるそうですので、顔はもちろん、その三箇所のケアも決してお忘れなく。

手は、自分の目につくところですが、ふだんはあまりお手入れをしないでしょう。けれど、入浴後のお顔のお手入れをするときに、手指にもクリームをつけるだけで、かなりきれいな手や指を保てるようです。

それから首は顔の続きですので、必ずケアをすること。顔はとてもきれいなのに、首を見たらガッカリするような年配の人を、ときどき見かけます。それは顔だけは丁寧にケアをしても、首は何もしていない結果です。

わたしは入浴後に顔だけではなく、首にも同じようなお手入れをしています。もうそれが習慣になっていますが、やはり同世代の人よりも少しは首がきれいだと思っています。

今から行なえば、きっと若さを保てると思いますので、今まで首はあまり気にしていなかったという人も、今日から早速始めてくださいね。

〝フェイス・エクササイズ〟で笑顔がチャームアップ!

肌の美しさも大切ですが、誰からも好感をもたれる笑顔は素敵ですね。
鏡に向かってニコッとするだけでセルフ・プチ・リセットができれば、最高です。

少なくとも、周りの人の気分をプチ・リセットできるかもしれません。

顔の筋肉には、表情筋と咀嚼《そしゃく》筋の二つがあり、九〇パーセントは表情筋です。表情筋はお互いに反発しあったり、協力したりしながら維持していますが、ほとんどが皮膚と直接つながっていますので、実にこまやかな表情ができるのです。

つまり、素敵な笑顔をつくるには、表情筋を鍛えるのが大切なことがおわかりいただけると思います。

目のまわりにも表情筋は六種類ありますが、表情筋の約七〇パーセントは口元に集中しているため、最も口元がよく動きます。

表情筋の働きが悪いと、顔の血行も悪くなって、細胞も活性化しないため、顔色が冴えず沈んだ暗い表情になりがち。反対に、小まめに顔を動かせば血行がよくなって顔色も輝き、あなたの魅力はいっそう増すことでしょう。

それでは早速、表情筋を効果的に動かせるエクササイズをご紹介しましょう。きれいになって気分もプチ・リセットできる、ちょっといい方法です。

◆青い葉エクササイズ◆

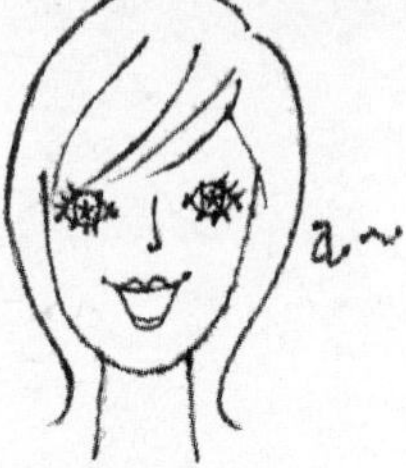

①口をあーの形に開き、
顔全体を広げる。

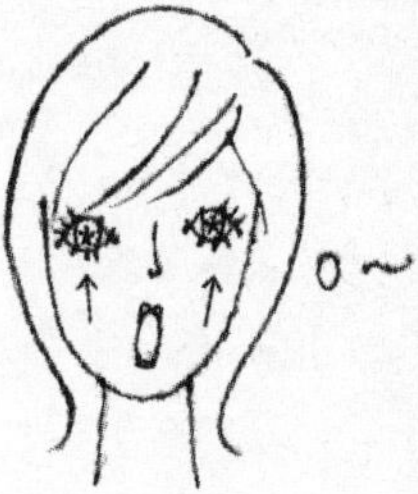

②口をおーの形にし、
縦に長く、顔全体を
上と下に伸ばす。

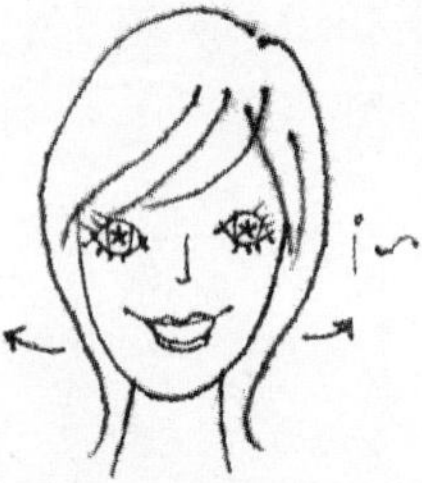

③口をいーと横にいっ
ぱい開く。

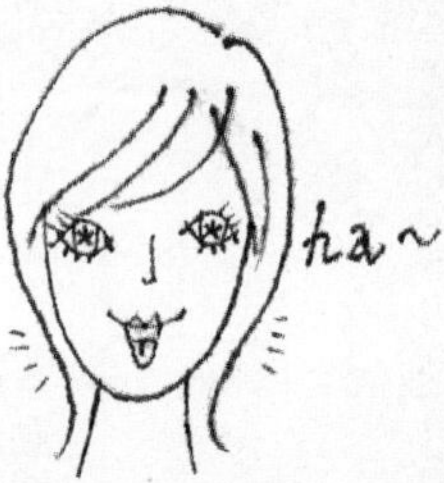

④舌をいっぱいに出し
ながらハーッと、息
を吐く。

★これは、わたしが主宰するスタジオのヒーリング・ヨーガ・クラスで、メロディーに合わせて毎回行なっています。朝昼晩10回ぐらいずつ行なうと、顔の緊張がとれ、柔らかくなり、表情が豊かになります。

◆顔のゆがみをとる◆

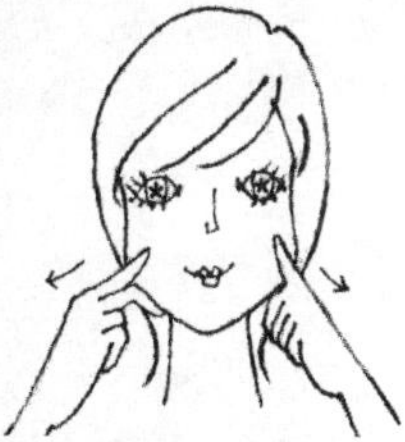

①両頬を、親指と人差し指でつまんで引っ張り、パッと離す。

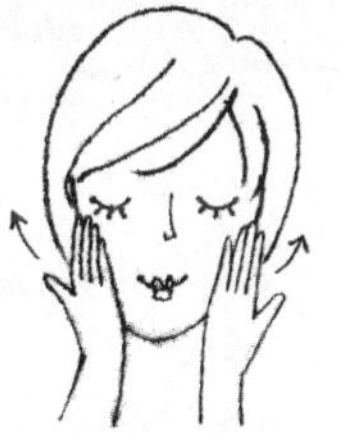

②両手を頬に当てて、口角（唇の両端）も引き上げるようにしキープ5秒、3回。

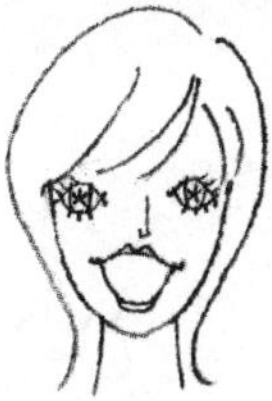

③口をできるだけ大きく開き顔中口になるようなイメージで動かす。5秒、1回。

◆頬のたるみや、目の下のたるみをふせぐ◆

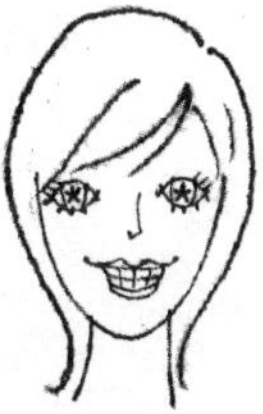

①上の歯が見えるように、上唇を上げる。

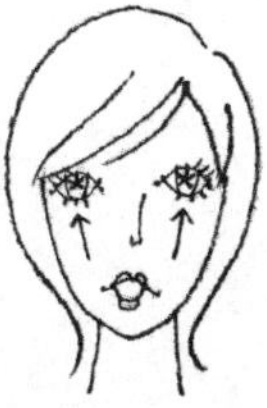

②顔全体を上下に引っ張るようにし、目の下を意識的に引き上げる。
①と②を組み合わせて5セット。

★大切なことは集中的にするより、毎日の習慣にすること。たったこれだけのエクササイズで、あなたの数年後の肌に大きな違いが出ることを約束します。

"街を歩く自分の姿"に自信がもてる！

"姿勢・歩き方"を変えると気分も変わる！

ちょっとおめかしして出かけた日。ウインドーに映る自分の姿を見ると、「わたしも、けっこう素敵じゃない？」と気分が高揚しませんか？　その瞬間、もう気分をプチ・リセットしていることになります。

でも、逆にどんなに容姿が美しい人でファッションが決まっていても、姿勢や歩き方がよくなかったりする姿を見たら、「これがわたし？」と気落ちするはず。

センスのよいファッションであっても、素敵なドレスを着ていても、これでは周りの人もチョッとガッカリ。

特に高いハイヒールを履いて、ひざを曲げて歩いている人を見ると、とても見苦しいのでご用心。先日も二十代前半と思えるきれいな女性が、背中を丸くし、ひざを曲げて歩いているので驚きましたが、ハイヒールをきれいに履きこなすためには、それなりの美しい姿勢と歩き方が必要です。

次にご紹介するのは、美しい姿勢を保つ簡単な方法です。何度か繰り返し練習して、ぜひマスターしてください。

この方法ですと、「どこでもいつでも、きれいで楽な姿勢を保つ」ことができます。

みなさんも、「姿勢がよくないな」と感じたら、すぐにこの方法でプチ・リセットし

◆疲れずにきれいな姿勢を保つ方法

①壁に全身を（かかとから頭まで）をつけて立ちます。もしも壁がない場合には、イメージで体の後ろ側がまっすぐになっていると思いましょう。

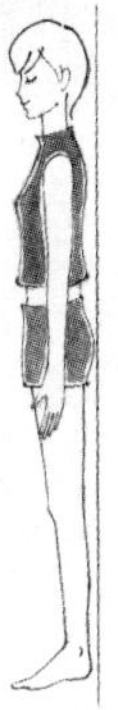

②その状態のまま、上半身だけを、ゆっくり45度（直角の半分）くらい倒します。頭だけ前に下げないように。

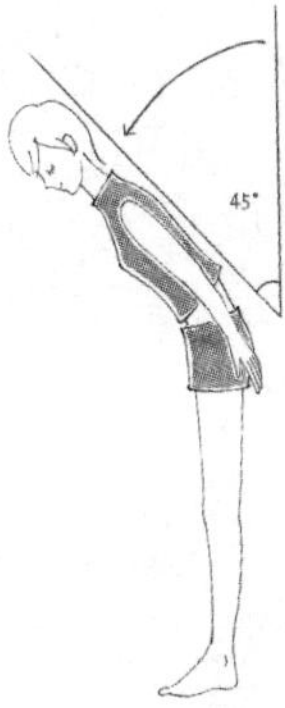

③おなかのあたりを広げるように、おへそを縦にするようにしながら、上体を起こします。上体がまっすぐになったら、息を吐くように、両肩の力をスッと抜きます。

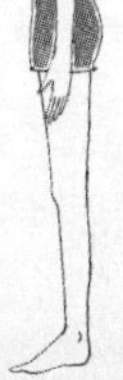

てみてくださいね。

社交ダンス教師だったわたしが、「背筋を伸ばして」と注意すると、ほとんどの人が胸を張りますが、これは腰椎《ようつい》に負担がかかりますので、長続きはできません。そこでこの方法を考え出しました。

現在でもスタジオや、また講演のときなどにも、多くの方にご紹介しています。みなさんからは「とてもやさしく、いつまでも続けられる」と、大変好評です。

椅子に座ったままでも、正座でもできますので、ぜひ実行してください。

姿勢は「姿の勢い」と書きます。姿勢がよいと見た目が美しいだけではなく、明るく健康に見えますし、また意欲的にも見えるようです。

では次に、美しい歩き方の説明をしましょう。ポイントは、背筋をスッと伸ばし、腰から下が全部脚のようにイメージすることです。いつもひざが伸びていることも大切です。さあ、早速、誰もが憧れる歩き方ができる女性になりましょう！

・好感度一二〇％の〝素敵な歩き方〟

1 視線はまっすぐに四、五メートル先を見るようなつもりで。

2　つま先はまっすぐに前を向いていること。
3　腰から下は全部脚だとイメージし、腰から歩くつもりで。
4　身長に合った歩幅で。
5　直線の上を歩くように、足を振り出す。
6　前足がついたときには、後ろのひざを伸ばす。
7　肩はゆすらないこと。
8　ひざとひざとが触れ合う感じで。
9　胸を張らずに背筋を伸ばす（前述の美しい姿勢のつくり方参照）。
10　両手は後ろに振るよう意識する。

文章にすると大変難しいようですが、わたしたちは毎日歩いていますので、少し注意すれば誰でも必ずできるはず。道路のラインの上を歩くと、比較的楽に練習できるでしょう。

また頭に風船がついていて「上に引っ張られる」と、イメージするのもやりやすいと思います。これは企業の社員研修でもよくご指導しました。

歩き方と姿勢がよいと、不思議なことにとても自信ありげに見えるのです。そして明るく元気そうにも感じられます。さらに、あなたのファッションがより映え、チャームアップすることでしょう。

ことに靴の減り方のバランスが悪い方は、ぜひマスターしてください。

聡明な女性の〝前向きダイエット法〟

ストレスを、食べることで発散してませんか?

ストレスがたまると、どうしてもお酒を飲みたくなったり、甘いものが食べたくなったりする人が多いようです。でもそれらが習慣化してしまうと、成人病や肥満の原因になることは確か。

こんなときは、気分をプチ・リセットしていけば、過食を防げます。イライラして腹立たしいときなどにも、短絡的な飲食に走ることはやめましょう。本書では、いろいろな気分リフレッシュ法をご紹介しましたが、それらを応用したり、またご自分で工夫したりして、もっと知的な方法で気持ちを切り替えましょう。

食べることでストレスを発散させるのは、たまにはよいかもしれませんが、それらはあなたが最もイヤな「デブ」の元になるのをご存じですね。

すると素敵なファッションにも、だんだん縁がなくなり、ブカブカしたものしか着られない「おばさん体型化」してきますよ。そんなのイヤでしょ！

お酒や甘いものに頼らずに上手にプチ・リセットしてくださいね。

さて、ダイエットに関心がない女性は少ないと思いますが、あなたは本当に太っていますか？　現代は「痩せていればベスト、痩せていることは美しいことだ」という価値観が浸透し、見かけはほっそりしていても、「自分はデブだ」と思い込んで、必要以上にダイエットしている人がたくさんいます。

無理なダイエットは体に悪影響をおよぼし、生理がなくなったり、骨粗鬆症の原因になったりします。また、体脂肪を異常に気にして野菜ばかり食べている人がいますが、それを続けていると、体力もヤル気もなくなってきます。

そしてだんだんストレスがたまり、突然やけ食いなどして、また急激に太ったりします。

特に外食が多い方は、自分の食生活を見直してみましょう。

“美人体質”をキープするには外食をひかえめに！

銀行員の美香さんは一人暮らしです。夕飯はほとんど恋人や友人たちと一緒に外食ばかりしていました。ことに揚げ物やスパゲティなど、油っぽいものや、味の濃いものばかり食べていたのです。

外食がなぜ美味しいかというと、塩分や脂肪分が多く、甘みも強いからなのです。つまり、必然的に高カロリーの食事になってしまうので、美香さんは体重が七キロも増えてしまったのです。

食事は命を維持するために欠かせません。食べることは第一の欲求ですが、自分の好きなものばかり（お菓子類、てんぷら、カツ、ハンバーグ、焼肉など）を毎日食べ続けると、どうしてもカロリーオーバーになるのです。

野菜嫌いの美香さんは野菜をほとんど食べないで、カツ丼や焼肉弁当や、ハンバーグのようなものばかり口にしていました。さらにケーキが大好きで、家に帰ると毎日のように食べていたのです。

これではいくら若くても、太るのが当然です。

残念ながらわたしたちは年齢とともに代謝率が悪くなりますので、十代の頃と同じような食生活を続けていれば、体質にもよりますが、体重が増えていってしまうのです。

さらに、美香さんは便秘がちになって、肌もだんだん荒れ、にきびや吹き出物が多くなったそうです。さすがに彼女も、そんな自分に嫌気がさしたのでしょう。それからは自分でいろいろと工夫して、料理をつくることにしたそうです。

外食やできあいのものばかり食べていると、時間の節約になりとても便利ですが、カロリーも高いうえ、添加物もたくさん入っています。そんな食生活を長期的に続けていれば、体重も増えますし、健康状態がだんだん悪くなることは明らか。経済的にも大変です。

体重をプチ・リセットしたいときは〝手料理〟が一番！

手間がかかりますが、健康維持のため、また食費の節約のためにも、家庭でつくる料理が最も理想的です。

いつも肉や魚ばかり食べている人は、体の潤滑油であるビタミンの宝庫である野菜類をたくさん食べることをお勧めしたいと思います。

野菜はほとんどカロリーもなく、いくら食べても（イモ類以外は）太りません。たくさんのビタミン類や、繊維質を摂ることができるため、お肌の大敵の便秘を防ぎます。さらに体が酸性に傾くことを防ぎ、血液の流れもよくなり、体の中から健康になってきます。

ご飯ばかり、パンばかり、麺類ばかりでおなかがいっぱいになると、炭水化物の取りすぎでカロリーオーバーになります。ダイエットを心がけている方は、少し食生活を改めるだけで、かなり体重をコントロールできるでしょう。

バランスのよい食事とは、たんぱく質（肉類、魚類、豆類、卵類、乳製品）と、野菜類、それに主食であるご飯、パンなどを、きちんと摂ることです。

するとあまりおなかが空かなくなり、太る原因の間食が少なくなるでしょう。

前述の美香さんも、手料理をするようになってからは無理なく以前の体重に戻ったそうです。

体重をプチ・リセットしたい方は、早速今日から始めてみませんか。

心も体も美人になる〝かんたんヨーガ〟

ヨーガは〝動く禅〟

わたしはヨーガを指導して三十年以上経ちますが、忙しい現代女性の心身のプチ・リセット法として、心を磨き精神性を高める方法として、ヨーガを毎日の生活に取り入れることをお勧めしています。

最近はヨーガのブームと言われています。ただ、それはニューヨーク・ヨーガやハリウッド・ヨーガなどと呼ばれ、主にスポーツクラブなどで指導している場合が多いようです。

実際、ニューヨーク在住の知人からも、「今ニューヨークは、すごいヨーガブームだ」と聞き、わたしも一昨年はニューヨークに行き、直接いくつかの道場を訪れ、ビジターとして参加しました。

そのときに感じたことは、手足の長いアメリカ人は、日本人と比べるといろいろなポーズを比較的楽にできるようで、内容はかなりハードなものでした。

よいか悪いかは別にして、それらはヨーガ本来の呼吸法や瞑想などがほとんど含まれていないため、ヨーガそのものとは本質的に違っているような気がします。ヨーガの究極は宗教です。そして精神性を大変重視していますので「動く禅」とも言われているのです。筋肉をつけたり痩せたりするだけが目的で、その精神性を無視したヨーガは、単なるスポーツと変わらないとわたしは考えています。

一方で、逆にスピリチュアルな面を取り入れ、瞑想が中心のヨーガもあり、極端に二分されているような印象を受けました。

わたしはヨーガを始めてから、インドにはこれまで十二、三回以上は勉強に行っています。

インドは感覚的に決して好きではないのですが、なぜか呼ばれるような気がして、何度も行ってしまうのです。インドから帰ってくると、必ずとても元気になり、周りのみんなを驚かせるようです。

悠久の大地インドは、目に見えない不思議な力があり、わたし自身の心身がリフレッシュされるのかもしれないと感じています。

今ではわたしの一生の師と定めた方がいらっしゃるので、定期的に通うようになりました。リシケシ（ヨーガやヒンズー教の聖地と呼ばれる地）や、ニューデリー、パハルガム、マナリなど、インドの各地にあるヨーガニケタン・アシュラム（道場）にも何度か滞在しました。そして、一九八五年には、ヨーガの指導者ネーム（vishwa・priya　ヴィシュワ・プリヤ、大いなる愛）を授与されました。

インドのアシュラムで初めて瞑想状態を体験したことは、一生忘れられないほど感動的なものでした。今では、インドはわたしにとって「心のふるさと」のような存在です。

日本でもそれぞれの指導者がつくりだした、さまざまなヨーガがあるようですが、緊張（ポーズ）とリラックスとが交互に取り入れられた、オーソドックスなものが主流だと思います。

わたしのスタジオではヨーガの三つの基本「呼吸法、瞑想、ポーズ」を大切にし、それに音楽を取り入れて楽しく全身を刺激する、オリジナルの体操を取り入れています。

その体操は、体調のプチ・リセット効果が大変に高く、肩こりや首のこりなどに悩む生徒さんに効果があり、リラクゼーションとともに好評です。レッスン内容は時代とともにだんだん変化しましたが、現在ではヒーラーとしての「癒し効果」も加えてあります。

心と体に〝ヒーリング&リラクゼーション効果〟

ヨーガは緊張（ポーズ）とリラックスを交互に繰り返すのが基本ですが、催眠法をマスターしているわたしは、最後のリラクゼーションを長くしています。そして、その中で音楽を流しながら、潜在意識にさまざまなプラスの暗示を語りかけるようにしています。

「あなたは日ごとに精神状態が安定し、明るく前向きになってきます」

「どうしてもそうしたい目標や願望は、必ず実現できるはず。あなたにできないことはありません。これからもその夢を達成するために必要な努力や研鑽を、楽しみながら続けていくことができるでしょう」

「自分がますます好きになり、かけがえのない能力や個性に、より自信をもつことができるようになってきます」

このような言葉かけをするのですが、これが生徒さんたちには大変好評でした。わたしがヨーガの教室を始めた頃は、まだ「ストレス」や「リラックス」という言葉を知らない人も多かったのですが、「必ずストレス時代が来る」と予感したわたしは、リラックスの必要性を感じ、自分の指導法にも「リラックス・ヨーガ」と名づけたのです。

それから間もなくわたしの予想通りの時代を迎え、「リラックスの必要性」が叫ばれ、あちらこちらで「リラックス・ヨーガ」とうたった教室が増えてきました。

その頃にわたしはさらに一歩すすんで、次は癒しの時代ではなかろうかと感じました。

それからレイキ（宇宙エネルギーを自分の体に取り入れ、そのエネルギーを自分の体の回路を通して、他人を癒すヒーリング法）を研鑽し、そのティーチャーになったのです。その後も神道、仏教、その他さまざまなヒーリング法を学び、ギリシャにも行きました。

ヒーラーとなったわたしは、それらをヨーガのレッスンの中に取り入れ「ヒーリング・ヨーガ」と改名し、現在でもスタジオで指導をしています。

そのやりかたは、リラックスしているときに一人ひとりをフルネームで呼びかけながら、心を込めてヒーリングをさせていただくのです。

この方法は、カウンセリングルームでも毎回行なっています。個人差はあるようですが、信じてくださる方のほうが、より効果があるようです。

長年ヨーガを続けているためか、わたし自身、お医者様に感心されるほど内臓は大変健康です。自分の目標をほとんど実現できたのも、能力開発法でもあるヨーガを長年続けたお陰かもしれないと、改めて実感している現在です。

あなたもぜひ、今日からヨーガを実践し、心と体の疲れを取り去ってプチ・リセットしてみませんか。

気持ちにゆとりが生まれる〝リフレッシュ・ヨーガ〟

3章でもご紹介しましたが、わたしたちはふだん何気なく呼吸しています。緊張、怒り、ストレスなどがあると呼吸が速くなります。その呼吸をゆっくり行なうだけで、精神状態はかなり安定するものです。

ヨーガは心と体の健康法です。すべての動作は深呼吸に合わせて行なうため、心を整え、呼吸を整え、体を整える効果があるのです。

ただし呼吸法については、あまり深く考えなくても自然にできますから、あなたのペースで行ないましょう。

ヨーガのポーズの基本は、前に曲げたら後ろに反ること。脇を伸ばすこと。そして、ねじることです。また緊張（ポーズ）と弛緩（リラックス）を交互に繰り返すのも、ヨーガの大きな特徴です。

そこで次のページからヨーガの七つのポーズをご紹介しましょう。いくつかのポーズを選んでもよいですし、1から順番にやってもかまいません。

ただし活力や気力は、がんばることよりリラックスから生じますので、ポーズとポーズとの間に1のリラックスを必ず加えます。

刺激がある部分が引き締まっていく、美しくなっていくとイメージしながら行なうと、より効果的です。ただしあまり無理をすると体を痛めます。静止する時間は一応目安ですので、体の中の声を聞きながら、短くしたり、長くしたりしましょう。

また静止しているときには、息を止めず自然に呼吸することをお忘れなく。

1　リラックスのポーズ（サバーシャナ）

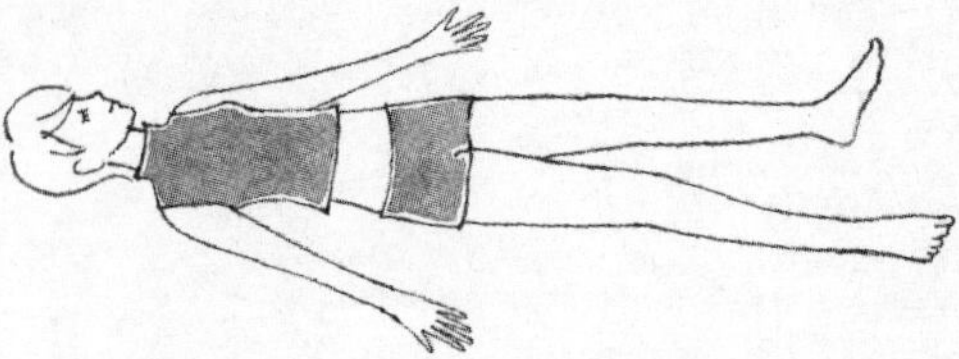

床に横になり、軽く目を閉じ全身の力を抜きます。両手は体の傍に自然におきます。

2　姿勢をよくし、フェイスラインを美しくする「カッコウ鳥のポーズ」

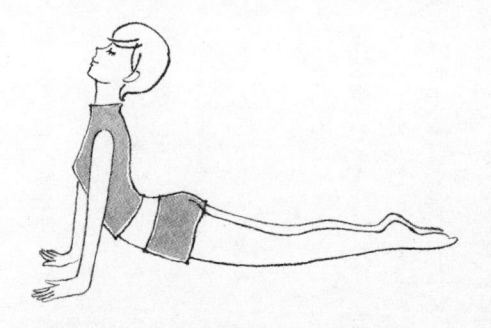

うつ伏せになり、両手はバストの脇におき、息を吸いながら上体をゆっくり起こします。10〜15秒ぐらい静止します。吐きながら静かに戻します。2回。

3　腹筋を強くし、ヒップアップする、「バッタのポーズ」

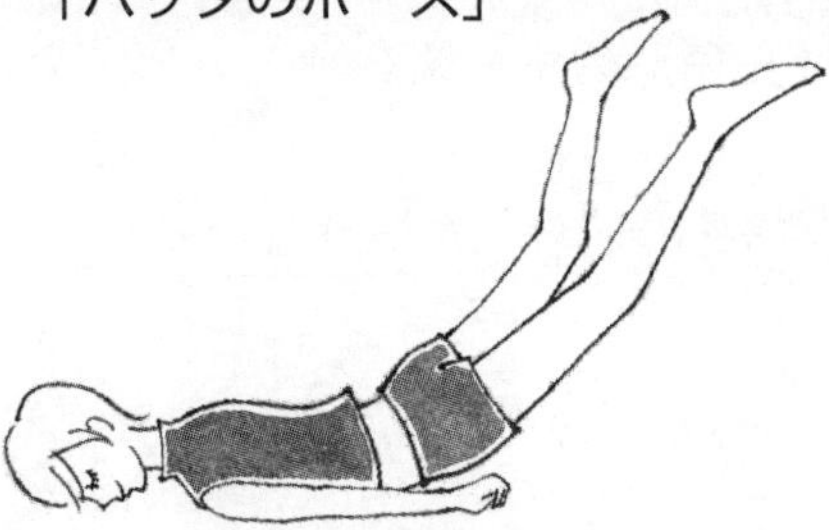

うつ伏せで両手は軽く握り、掌を上にして体の下におきます。両足を少し開き、ゆっくり上げていきます。10〜15秒ぐらい静止。２回。

4　脚をきれいにし、消化器や泌尿器の機能を高める、「ひざの後ろを伸ばすポーズ」

①床に座ります。左脚を曲げてかかとを体にピッタリとつけます。右脚は横に伸ばします。
②息を吸いながら頭の上で合掌します。

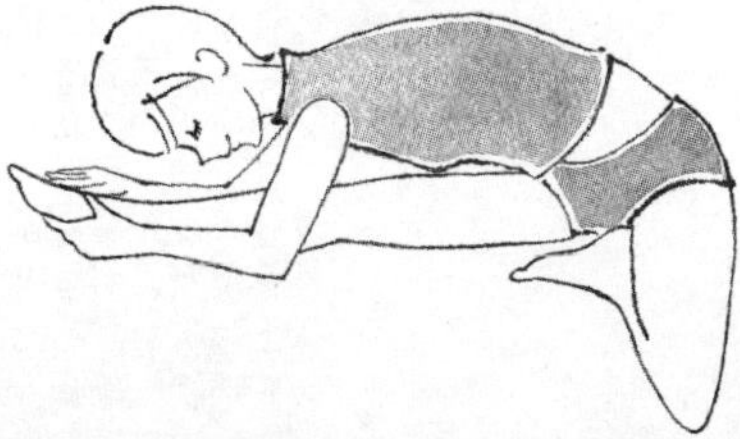

③息を吐きながらゆっくり右脚のほうに体を曲げ、両手で脚を持ちます。10〜15秒、静止。反対側も同じように行ないます。２回。

5　おなかの脂肪を取りウエストラインを引き締め、脚のラインをきれいにする「三角形のポーズ」

①両脚を広く開いて立ちます。息を吸いながら、両手を肩の高さまで上げます。
②吐きながら上体を右に倒し、足首を後ろから持って静止します。
③顔は上げた左手のほうを見ます。反対側も同じように行ないます。10〜15秒、静止。２回。

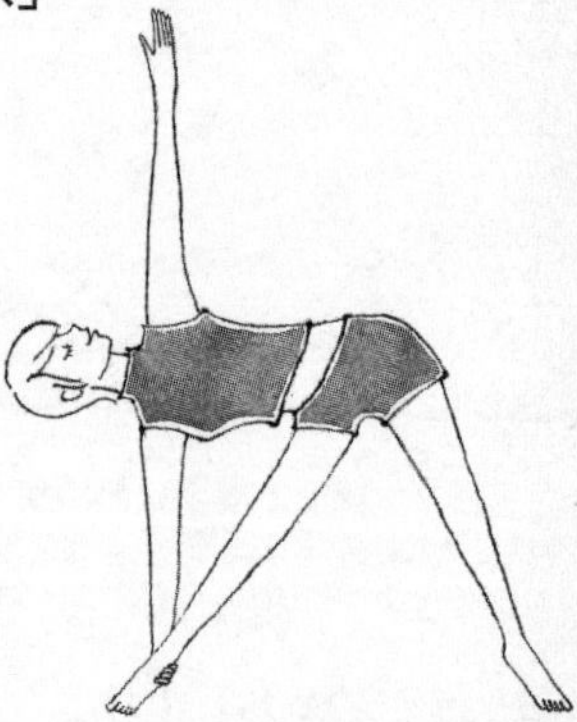

6　背骨矯正、腰痛、便秘、ウエストラインを引き締める「ねじりのポーズ」

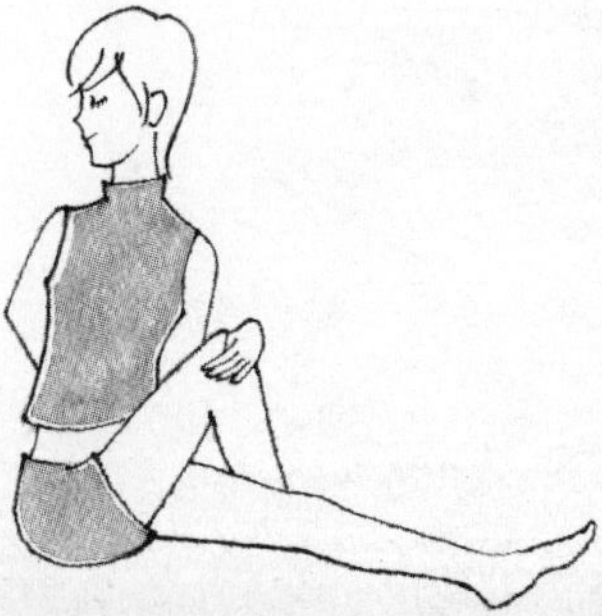

①床に座ります。左脚を伸ばし、その上に右脚をクロスして立てます。
②息を吸いながら背筋を伸ばし、
③吐きながら左手で右ひざを反対に引き寄せます。
④上体をねじったままで10〜15秒、静止。反対側も行ないます。ウエストでタオルを絞るようなイメージで行なうと、より効果的です。

7　脚や腰の強化、耳、鼻などの病気に効果的
首のラインをきれいにする
「背中立ちのポーズ」

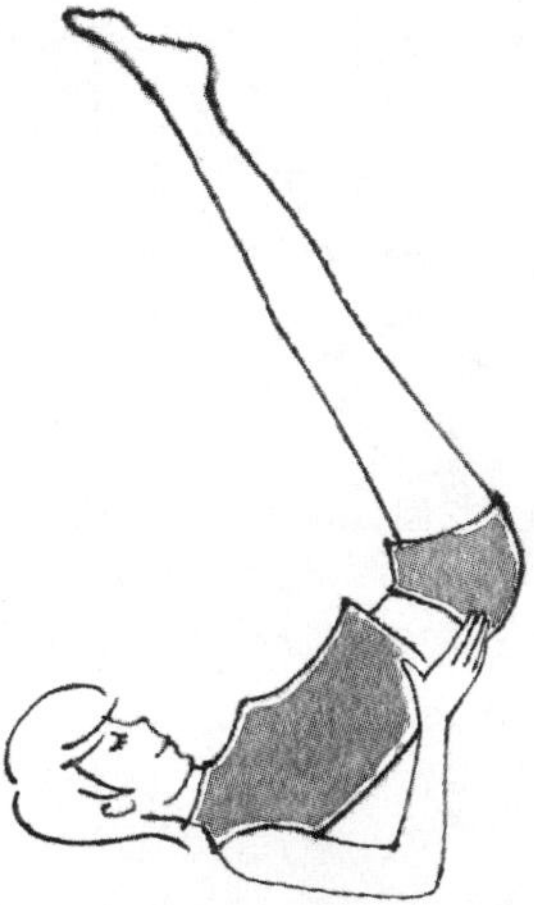

①両手両脚を揃え、床に寝ます。
②息を吸いながら、両脚を直角になるまで上げます。
③吐きながら手で腰を支えてそのままキープします。
10〜15秒。
④背骨を一つずつ床につけるようなイメージで、ゆっくり体を元に戻します。10〜15秒、静止。２回。

★注意　おなかがいっぱいのときには行なわないこと。体を痛めるので、他人の手助けは絶対に避けて自分だけでやること。

6章 スピリチュアルな自分に目覚めて幸運をつかむ！

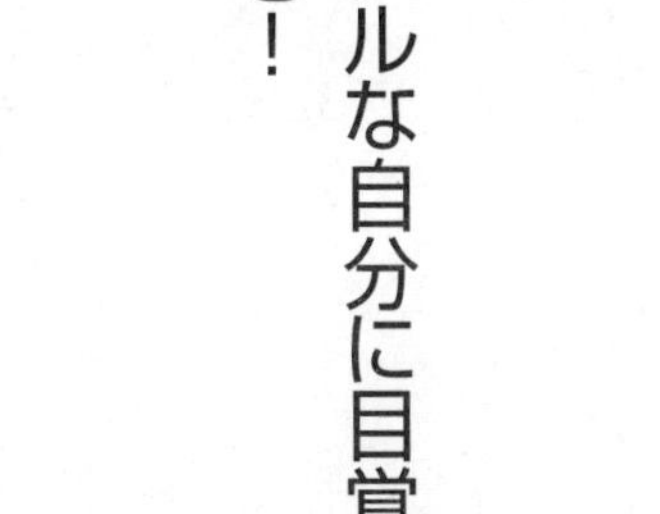

強運は〝アクティブな心〟が引き寄せる！

〝プラスの暗示〟で運命をギアチェンジ！

輝いている女性は、みんなキラキラしたような魅力をもっています。容姿には関係なくとても魅力的で、異性からもモテる人が多いようです。それはなぜでしょうか？　そんな人をよく観察すると、自信にあふれてイキイキしているように、わたしには感じられます。自信があるからこそ、内面からの輝きがあふれてくるのでしょう。

たとえどんな美人でも、教養が豊かな人でも、自分が嫌いだったり、自分を否定している人からは、あまり魅力を感じられないのです。

「どうせできっこない」「失敗して恥をかくだけだ」「どうしてあの人は何でもできるのだろう、それに比べてわたしは……」といった考えの持ち主なら、せっかく近寄ってきた幸運を逃してしまうことは必然。

もしもあなたがそんなタイプなら、自分の運命を変えるような、アクティブで、プラス思考の自己暗示の言葉をつくり、毎日毎日唱えて、今までのネガティブな自分にさようならをしましょう。

たとえば「今日も必ずいいことがある」「わたしはとても魅力的な女だ」「自分は生まれつき運がよく、願望はすべて実現できる」「わたしは自分の人生の勝利者だ」など。

あなたの感性に合った言葉を考え、いつでもどこでも、気がついたら何度でも自己暗示をかけましょう。そしてときには声に出して、自分に言ってください。

「自分で考えていること、他人に話していること、そして自分の行動がそれらと同じであること」これが最も理想的な生き方です。

今日から、楽しみながら努力を続けましょう。

勇気が湧いてくる〝自分だけのおまじない〟をつくろう！

あなたには、自分を高め、気持ちを安定させる〝おまじない〟がありますか？

不安になったとき、緊張したとき、落ち込んだとき、さみしくなったときなど、精神をプチ・リセットするために〝呪文〟をつくることをわたしはお勧めしています。

この〝おまじない〟は、わたしが三十年近く前からやっている方法です。最も役立つのが、自分に必要な要素と、自分の名前を合わせてつくるおまじないです。今までいろいろな方にご紹介し、大変効果がありました。

たとえばわたしがヤル気を出したいときには、「ヤル気」プラス「能里子」（自分の名前）でつくります。

日本語ですと「ヤ　能　ル　里　キ　子」となりますが、自分の好きな語感を大切にしてつくり、必要なときにその言葉を心の中で唱えます。

わたしはその他に、初めてインドのリシケシにあるヨーガ道場に修行に行ったときに、道場の最高の指導者であるスワミからいただいた「マントラ」を唱えています。

わたしはそのときに、二週間しか滞在しませんでしたが、長期間滞在している外国人も滅多に会えないスワミに直接お会いでき、またマントラをいただけたことは、大変な幸運でした。

ですから、困ったときや、気分が安定しないときなどに、このマントラを必ず唱えています。最近では毎朝、瞑想とともに、心の中で繰り返すことが習慣になりました。

1章でも書きましたが、言霊と言われるように、言葉には魂が宿ります。

ですから自分にとってネガティブな「わたしはどうして、こんなに運が悪いのだろう」「失敗するのではないかしら？」「どうせダメに決まってるさ」といった言葉を口に出すのは絶対にいけません。

ポジティブな言葉やプラス思考の言葉をおまじないのように唱え続けると、いつの間にかだんだん運がよくなり、何をやってもうまくいくようになってきます。「自分の幸運や不運は、あなた自身が招く」。これは紛れもない事実です。これからあなたを向上させるために役立つ、強力なおまじない（自己暗示）の言葉をつくりましょう。

〝見えない世界を感じる人〟は大きくなれる

〝内なるガイド〟の導きに感謝してますか？

まったく気がついていなくても、わたしたちは見えない力に支えられて生きているとわたしは信じています。どんなに科学や医学などが発達しても、誰でも祈ったり、願ったりするのは、きっと見えない大きな力の存在を信じているからでしょう。

わたしの知り合いのある大学病院の外科の先生は、手術をする前には必ず「今日も無事に手術が終わりますように」と、真摯に祈るそうです。

別に誰にお願いする、というわけではないけれど、尊敬する先輩の医師が「祈ってから執刀したほうが手術はほとんど成功しているし、祈りは自分の精神状態も安定させる。だからそんな意味でも効果があるのだろう」と話していたことを、今でも忠実に守っているそうです。

そのためか、その先生は「名医」と言われ、大変有名なのです。最先端の医療にたずさわっているお医者様でも、「やはり大いなる存在」を信じて、その力に助けられていることを実感しているようです。

困ったとき、苦しいとき、悩んでいるときなどには、真摯に祈りましょう。それは、スピリチュアルなレベルでのプチ・リセットになるはずです。

わたしたちには必ず導いてくださったり、後押しをしてくださったりする「内なるガイド」が守ってついていてくださいます。

あなたは信じていますか？　わたしはもちろん信じています。そのほうがいろいろな意味で助けられることが多いようです。わたしは自分の人生が「見えないけれど、大きな存在」に導かれていることを、いつも感じています。それに「見えない大きな存在」を信じたほうが、ずっと幸せになれるのではないかと思います。

もし、あなたも幸運や、強運を引き寄せたかったら、真摯に祈ってみてはいかがでしょうか。

あなたも感じられませんか？　ごく平凡で何事もない毎日が、実はとても幸せであることを。文句や不平ばかり言っていても、きりがありません。そんな意味でも、決して忘れてはならないのは、大きな存在に「感謝の気持ちを伝えること」。

ふつうのことが自然に感謝できるようになると、もっともっと幸運になれるかもしれません。

〝お願いの請求書〟を出したら〝お礼の領収証〟を忘れずに！

わたしたちは困ったときや悩んだときなどに、神社や寺院などで「どうぞお願いします」と、心から祈ったりお願いしたりしますね。その願望が成就できたときには、多分お礼参りに行くでしょう。ところが中には、お願いだけしておきながら、それが実現しても後は知らん顔の人もいるようです。

まだわたしが精神世界の入口にいた頃、こんなことを教えてくれた先輩がいました。

「神様も仏様も、もとは人間だったので、お願いをするときだけ一所懸命に頼んで、願ったことが達成しても後は知らん顔では、もう次には聞き届けてくださらないのだ。だから感謝の気持ちは忘れないように」と。

なるほど！　わたしは大変納得しました。

人間の世界でも、自分が困ったときだけ頼りにして、後は何のあいさつもしないのでは、やはり相手に対して失礼ですし、だんだん人から相手にされなくなってきて当然です。

たとえば神様や仏様にお願いするときには、お願いの請求書を出しているのと同じです。ですから、願いがかなったときはお礼の領収証も差し上げるのが礼儀ではないでしょうか。

神棚や仏壇があるお宅もあると思いますが、毎朝必ず手を合わせてお祈りをする人も、なぜか夜にはお祈りをしない人が多いようです。

多分、毎朝「どうぞ今日一日が無事に過ごせますように」と祈っているのだと思いますが、それはお願いの請求書ですので、夜も「無事で過ごせてありがとうございました」と、感謝の領収証も差し上げることを決してお忘れなく。

すると神様も仏様も、より大切に守ってくださるようですよ。

わたしはいつも、夜休む前と朝目覚めたときに、毎日必ず祈ります。

朝は「今日も無事に過ごせますように、そしていいことがありますように」、夜は「お陰さまで今日も無事に終わりました。ありがとうございました」と。

これはわたしが三十三歳のときから、ほとんど忘れることなく行なっている長年の習慣です。

そのためか、いつも比較的幸運で、今までたとえ何か問題があっても、ほとんど困ったこともなく、平和に過ごしています。

自分自身が〝人生の主役〟であるために！

わたしはヨーガの精神性に引かれ、インドに何度も足を運んで研究するようになってから長い年月が経ちますが、いつも感じるのは、科学では割り切れない、心（マインド）よりもっと深い、魂（ソウル）の存在です。

NASA（ケネディ宇宙センター）を訪れたときにも、わたしはなぜかそれを強く感じました。宇宙飛行士の何人かが宇宙で神の存在を感じ、宗教家になったそうですが、そうした実例などもその証明かもしれません。

真摯に祈ることは、自分自身の潜在意識を突き抜け、もっと深い集合的無意識（ユングの説、また神、宇宙霊などとも言われる）にインプットされ、自分以外の力が働くのです（もちろん、努力が必要なことは言うまでもありませんが）。

毎日生きる中で、ふとこんな大いなる視点を思うプチ・リセットの時間をもつことで、あなたの人生はよりよい方向に導かれていくはずです。

どんなことでも、願望はかなりの確率で実現できると、わたしは心の底から信じています。

長年の心身両面の指導経験から、またわたし自身の今まで歩んできた道から、そう思うのです。強く明確な目標は、ほとんど実現できたからです。

あなたも強く明確な目標をもち、そして「必ず実現できる」と自分を信じ、ポジティブなイメージを描き、楽しみながらそれらを達成させましょう。

「自分自身が、自分の人生の主役」であるために。

自分の周りがクリーンになる〝柏手《かしわで》〟の効果

わたしたちは神社に行くと、拝む前に必ず柏手を打ちます。

それは、柏手には邪気を払い清め、停滞しているエネルギーの流れをよくする働き——バイブレーション（波動）をマイナスからプラスの方向へ変化させる力——があるのです。つまり、柏手は自分の周りの波動をプチ・リセットできる方法なのです。

これは、わたしが神道のヒーリングを勉強しているときに学んだものです。とても簡単で誰でもできますので、ご紹介しましょう。

・部屋を清める

何となく疲れているときや元気がないとき、やる気が出ないときなどは、マイナスの気分を一掃するために、あなたのお部屋を清々しくしてはいかがでしょうか。

これはわたし自身が、「スタジオに通っているヨーガやダンスの生徒さんたちが元気で、いい気分でレッスンができるように」、また「カウンセリングルームに通っている人たちが、早く精神状態が安定して元気になるように」と願って、毎朝必ず行なっている方法です。

そのためか、初めてスタジオやカウンセリングルームを訪れる人たちに、「とても清々しい空気で、まるで神社の境内のような雰囲気ですね」と言われることもあります。

そんなときには、わたしが毎日心を込めて清めていることを、敏感な方は感じてくださるのだと、とてもうれしくなります。

そのやりかたは、部屋を右回りで歩きながら柏手を打つのです。そしてできれば朝、窓を開けてやってみましょう。広さにもよりますが、「パン！　パン！　パン！」と、勢いよく二周から三周行なうだけ。簡単ですが、案外いい気分ですよ。

爽やかで新鮮な朝の空気が、部屋いっぱいに入ると同時に、部屋がだんだん清々しくなってきます。ことに一晩眠った後には、心身のストレスなどがたまっている可能性もありますので、「パン！　パン！　パン！」と勢いよく叩くと、部屋の雰囲気がサッと変わって気分が一新、プチ・リセットできることでしょう。

ぜひ試してください。

・体の不調を取り除く

その他、柏手には、自分の体を整えるのにも効果があり、元気で気持ちよく過ごすために役立ちます。

自分の体の腰辺りから頭に向かい、下から上に、五回ぐらい両手で叩き上げます。後ろはやりにくいのですが、できれば前と後ろの両側を叩きましょう。

たとえばひざが痛かったり、足がむくんでいたり、また腰が疲れていたりしたときには、その部分の上で続けて柏手を打ちます。

はじめは鈍い音がしていますが、繰り返していると、だんだん音が澄んで響いてきます。それと同時に不快な症状がなくなっていきます。

自分でできない部分は、他人にやってもらうと楽ですが、叩くほうは少し大変かもしれません。

でも手が赤くなって痛くなる頃には、その部分のこわばりがとれて、とても軽くなってくるでしょう。それは痛みや不調な部分が浄化され、停滞していたマイナスのエネルギーがなくなり、血流もよくなって改善されるからでしょう。

わたしのヒーリング仲間の友人は、父親の介護をしていますが、ときどきこの方法で父親の痛みを和らげてあげているようです。

そのやさしい友人は「自分の手が真っ赤になって痛いけど、でも父が楽になるのがうれしくて……」と、話してくれます。

7章

〝心の空気〟を上手に入れ替えて、イヤな気分を手放そう！

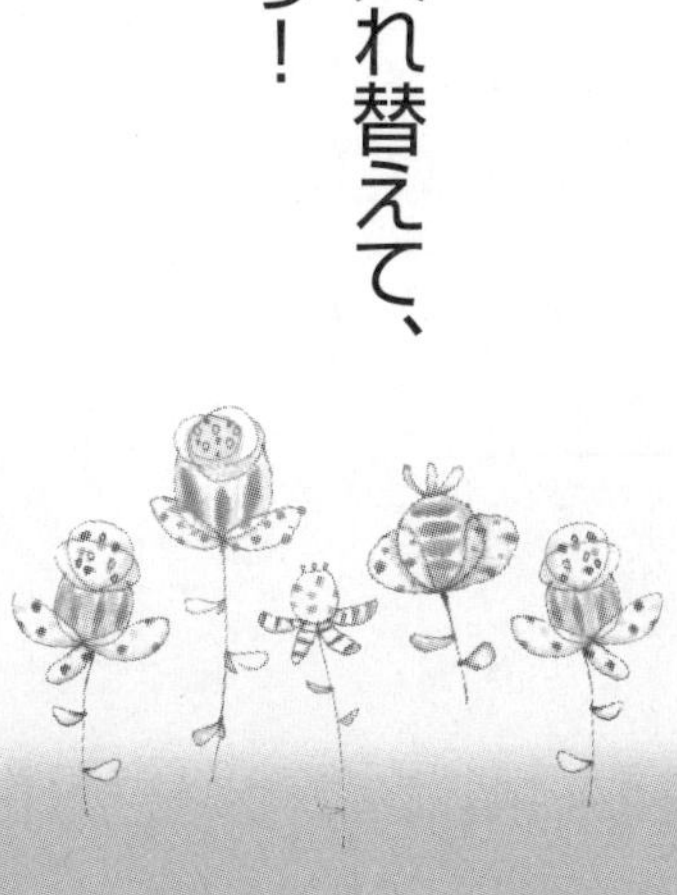

“気分転換の達人”になりましょう!

美容院でシャンプー&ブロー、頭皮のケアを!

わたしがお勧めする最も簡単な気分転換法は、美容院へ行くことです。シャンプーやカットや、ブローだけではなく、肩や背中のマッサージをサービスしてくれますし、きれいになるのでとってもうれしい。

また大抵の美容院でできる地肌のお手入れをやってみませんか。

お店によっては「ヘアーセラピー」「ヘアースパ」「ヘアーエステ」などと呼ばれています。わたしは時間があると、必ずこれをしてもらうことに決めています。

頭部の地肌のお手入れはとてもリラックスできるのです。仰向けになり、バイブレーションがついた椅子にゆったりとした気分で身をしずめ、頭に温かい薬用のお湯をかけながら、やさしく地肌をマッサージしたり、つぼを刺激してもらうのは、とても心地よいものです。いつの間にか意識がなくなったり、うつらうつらしたりするほどです。

時間は約二十分ぐらい、値段は千五百円から三千円ぐらいでしょう。もしも経験がなかったらぜひ試してみませんか？　頭を直接刺激されるためか、神経の疲れもとれ、頭が軽くなって、とてもリフレッシュできますよ。

ヘアースタイルを変えてイメージチェンジ！

もっと気分が変わるのが、ヘアースタイルを変えること。ロングヘアーをばっさり切ってショートにしたり、ストレートヘアーをウェーブにしたりすると、違う自分を見つけたよう。

これはわたしのユニークな経験ですが、数年前に長年ロングだった髪をばっさり切り、スキンヘッドにしたことがありました。髪の毛が痛んだのが大きな理由でしたが、実は好奇心の強いわたしは、ぜひ丸坊主になってみたかったのです。

夫を説得するのが、実は最も大変でした。でも猪突猛進、思ったら即実行するわたしは、ウイッグを二つ準備し、そして実行したのです。

それはとても楽しかった！

たとえば友達と待ち合わせしているとき、わたしが傍に行ってもまるで知らん顔、わたしが声をかけてから初めて気がつくのです。するとショートヘアーになったわたしを見て、誰でも「アッ」と驚きました。

「短くしたの？　でも若返ったんじゃない、とても似合うわよ」と大抵は褒められましたが、その後「実はね」とかつらを少しだけめくってスキンヘッドを見せると、またびっくり。

いたずらなわたしはそれが楽しくて、親しい人にはみんなそうしました。ホント面白かった！

それからこんなこともありました。その頃イタリアに行きましたが、入国審査のときに帽子をかぶっているわたしに、女性の入国管理官がパスポートの写真を見ながら「コイケ？」と変な顔をして聞いたのです。

多分ロングヘアーの写真とはあまりに違うので、不審に思ったのでしょう。わたしは帽子をとり、事情を説明しました。するとまだ若い管理官は、涙を流して大笑いをしました。

後からそこを通った友人は、隣の女性の入国管理官と一緒に、まだ笑い転げていたのを見たそうです。よほどおかしかったのでしょう。「わたしのスキンヘッドは、外国の人まで楽しませてしまった」のです。ユニークなわたしならではの、変な自慢デショ！

髪形を変えると、気分が一新します。髪はまたすぐに伸びるのですから、スキンヘッドは無理でも、思い切ってヘアースタイルを変えて、イメージチェンジをしてはいかがでしょうか。

ちょっとボーイッシュになるのも、とても新鮮。気分がすっかり変わるので、また違うスタイルのファッションに挑戦でき、新しい自分に出会えるかもしれませんよ。

エステで〝夢心地気分〟を味わう

あなたはエステがお好きですか？　疲れたときや、気分転換したいときなどにとても役立ちますので、わたしはたまに行きます。静かな音楽が流れている、ちょっとゴージャスなサロンがいいでしょう。

できたら全身のエステをやりましょう。頭のてっぺんから、手足の末端まで、やさしいタッチでマッサージされたり、パックされたり……。本当に夢心地です。

以前、バリに行ったとき、すごく贅沢な全身のエステを体験しました。

はじめはスクラブで体の余分なものを落とし、それからお花がたくさん浮いたお風呂に入り、その後オイルで両側から二人でマッサージをしてくれました。

友人と二人で行きましたが、きれいな個室でムードのあるBGMを聞きながら、まるで女王様になった気分でした。またバリに旅に出たらぜひ行きたいと、今でも友人と話していますが……。

リラックスした状態で、日常生活を忘れて、夢心地でうとうとしながらサービスされるのはもう最高！　エステが終わったあとには、体の中や心の中にため込んでいたさまざまなストレスが雲散霧消したようになり、本当にすっきりします。

"バラのお風呂"に入ってゴージャス気分にひたる

これも、まさしく女王様気分です。バスタブにバラの花をたくさん浮かべます。その中に体を入れると、バラの花がまとわりついてきて本当に素敵！

最近は温泉などでも、バラのお風呂を見かけるようになりましたが、わたしがこれを始めたのは、今から十年前のことでした。あるホテルでパーティの後、あふれるほどのバラをいただき、家中が花だらけで、そのむせかえるような花の香りがいっぱいでした。

その日はわたしの誕生日だったので、少しかわいそうでしたが、思い切ってバラの花だけを切り、わたしの歳の数だけ、それを浴槽に入れたのです。いつも一所懸命がんばっている自分に、ご褒美をあげる気分で……。

その頃のバラはとても香りが高くて、湯気のためか、まるで温室のバラ園にいるような気分でした。美しいバラと戯れていると、現実が遠いように感じ、そして何だか自分が美しくなったような気分で、とても幸せでした。

そのゴージャスな気分を経験してから、リッチな気分になりたいときには、バラをたくさん買い、お部屋に飾って楽しんだあとに、お風呂に入れるようになりました。花びらを一枚一枚数えながらはがしていると、何だか子どものような気分になることもあります。

アロマテラピーで〝ロマンティック気分〟を満喫する

最近はアロマテラピー（香り療法）がすっかり普及してきました。

アロマテラピーはフランスで生まれた健康法ですが、精神的なストレスを取り去ったり、肉体的な痛みや疲れなどを取り去ったりする効果もあるようです。

精神状態を安定させ、心をプチ・リセットするために、アロマを使ってみてはいかが？

香草や薬草（ハーブ）から精製したエッセンシャルオイルは、柑橘系、ローズマリー、イランひのきなど、さまざまな種類があり、値段は千五百円くらいからです。最も高価なのがバラのオイルですが、これはかなり香りがきついため、わたしは好きではありません。眠りを誘うためにはラベンダーがいいと言われていますが、それぞれの好みがありますので、一概にお勧めはできないようです。

最近デパートなどでは、ポプリやアロマテラピーのコーナーもあります。そのサンプルで香りを試し、お好きなものを選んでください。スプレーのものや、キャンドルタイプなど、いろいろな種類があるようです。

好きな香りのオイルをバスタイムに数滴たらしたり、またアロマキャンドルの香りを楽しみながら読書をしたり、音楽を聴くときなどに利用すると、とても気持ちが落ち着きます。

嗅覚はわたしたち人間の五感の中では、最も鈍っている感覚だと言われていますが、鼻から吸ったよい香りは、脳を直接刺激するそうです。

すると、脳から神経を鎮める物質が分泌されるため、精神状態が安定するのです。

「今日は少し神経が疲れたな」と感じられたら、お好きな香りをシュッとスプレーして、気分をゆったりさせましょう。また、夜お休みになる前や一晩中香りを楽しみたいならアロマランプがお勧めです。

わたしのカウンセリングルームでは、リラックス効果を高めるため、絶えずローズマリーの香りを漂わせています。あなたも試してみませんか。お値段が手頃なわりに、優雅で、とてもロマンティックな気分になれますよ。

大きな声で〝心が明るく浮き立つ歌〟を唄う

心がさみしくなったり、つまらなくなったり、落ち込んだり……そんなときには好きな歌を唄いましょう。するとだんだん気持ちが明るくなれますよ。

過去の楽しかった思い出や、幸せだったときのことを思い出して、あなたが元気になる歌を探して思い切り唄いましょう。すると、きっと気分が晴れることでしょう。

わたしは昔の歌ですが「ケセラ・セラ」が大好きです。もとはシャンソンで、『先生のお気にいり』という映画の中で、ドリス・デイという歌手が唄い、大ヒットしたものです。「どんなことでも、何とかなるさ、先のことはわからない」という歌詞の、楽観的な楽しい歌です。

長年歌いつがれているこの歌は、ストレス発散のために最も人気があることがわかったと、最近ある雑誌に載っていました。さあ、あなたも、大きな声を出して歌を唄ってみませんか。

大きな声を出すと、気持ちも前向きになり、とても元気になれるでしょう。

ペットショップで子犬、子猫を眺める

今は空前のペットブームと言われています。そのため最近ではペットショップがだいぶ増えてきたようです。

あなたは動物がお好きですか？　もしそうだとしたら、近くのペットショップへ行ってみませんか。そして可愛らしい子犬や子猫などを、観察してはいかがでしょうか。

わたしは今、犬を飼っているので最近はあまり行かなくなりましたが、以前は、よ

くペットショップに行きました。子犬同士でじゃれあったり、眠っていたり、何かをかじっていたり。また子猫もとても愛らしく、大あくびをしたり、ひっかいていたり、いつまで見ていてもまったく飽きません。

まるでぬいぐるみのような愛らしい動物たちをしばらく見ていると、いつの間にか何となくギスギスしていた気持ちが、フワーとほぐれて癒されるのです。

また子犬や子猫を見ている人たちを観察すると、みんなとてもやさしい目をしていて、そして穏やかな表情をしています。

お店によっては、直接触れさせてくれるようです。動物たちの柔らかく温かい感触は、うれしいような、ホッとしたような、そしてたまらなく愛しい気持ちになり、とても幸せな気分になれるのです。

デパートの屋上などで扱っているところもありますから、買い物のついでに、愛らしいワンちゃんや猫ちゃんに会ってみましょう。やさしい気持ちになれるだけではなく、心が柔らかくなり、癒されることでしょう。

"オリジナル料理"を創作する

わたしたちは毎日命を維持するために食事をしますが、あなたは食べることを楽しんでいますか。そのためにも、キッチンに立ってお料理をしませんか。お料理は指先と頭を使いますので、実は最高のプチ・リセット法なのです。

いろいろな材料を揃えて、レシピを見ながらつくるのもいいですが、たまには冷蔵庫にあるものを利用し、あなたのオリジナル料理をつくってみませんか。

美味しければ、なんだっていいのです。外食したときの味を覚えておいて、○○を入れればこんな味になるかな？　などと試行錯誤しながらつくるのは、本当に楽しい！

たとえばお豆腐があれば、いつもの湯豆腐や冷奴ではなく、レンジでチンして水分を取り、焼いてステーキに。野菜と合わせてサラダにする。適当な大きさに切ってお皿に乗せ、その上にありあわせのたらこ、佃煮、キムチなどのせて、彩りもきれいな豆腐カナッペ風、卵を加えていり卵、麻婆豆腐……などなど。

お豆腐は味にクセがないので応用が利いて、値段も安く、さらにヘルシーというスグレモノの食材。工夫すると限りなくいろいろつくれますし、思いがけなく美味しいものができるかも……。

お料理に定義はありません、美味しければすべてＯＫ。料理好きのわたしは、ときどき原稿を書いていて神経が疲れると、ありあわせの材料でメチャクチャ料理をつくりますが、とっても楽しいですよ！　その後に食べるという、最大の楽しみがあるし……。

それから、料理好きな女性は、男性の「理想の女性」でもあるそうですよ。

一日だけ〝女王様〟になる

ストレスがたまるとイライラしたり、落ち込んだり、何もヤル気が起こらなくなり、あなたのエネルギーがダウンします。そんなときには何をやってもうまくいきません。気分転換をしてまた元気に働くためにも、今日は一日だけ女王様になりましょう。

いつもがんばっている自分を励ましたり、ねぎらったり、元気をつけたりするために、こんな方法がお勧めです。レッツ・トライ！

誰にも気兼ねをせずに、一日自由にノビノビと、あなたが楽しいことだけをしましょう。たとえば、好きな音楽を流してベッドの中でコーヒーを飲んだり、朝風呂に入ってからビールを飲んだりする。

また好きなテレビ番組を見たり、ふだん忙しくてなかなか見られなかった旅行のビデオや、写真などなどを、楽しい思い出にひたりながらゆっくり見る。一日中寝たり起きたり、ゴロゴロしながら過ごすのも素敵。

おなかが空いたら、ときどき冷蔵庫から好きなものを出して食べる。

眠くなったらうとうとする。また親しい友人や恋人に電話をしたり、メールをしたり。

ふだんできない〝グータラで自堕落なこと〟を、誰にも邪魔されずに思い切りやりましょう。「あー、チョー幸せ！」と思える非日常的なことがとても楽しいのです。

いつもまじめで几帳面な方に、ぜひお勧めいたします。そのためには少しだけ準備が必要です。前の日に、ふだん我慢している少し高価な食べものや、飲みものなど、必要なものを楽しみながら十分に用意しましょう。

さあ！　今日は自分にご褒美の大切な日。

女王様になりきって、思い切り優雅に、リッチに楽しみましょう！

〝想像の世界〟で心を自由に遊ばせる

これはいつでも、どこでもできる楽しい方法です。

たとえば通勤電車で、自分好みの素敵な男性がいたとしたら？　ほんの短い時間だけ、こんなことを思い描いてみてはいかがしら？

彼と手をつないで公園でデートをしたり、おしゃれで雰囲気のいいレストランで、ワインを飲みながら豪華なディナー。二人で海外に行き、青い海が広がるリゾートで、楽しんでいる。そして素敵な教会で結婚式……。

どんなことでもいいのです。心は自由ですもの。そうしたい、そうできたらと、あなたの想像力をふくらませて何でもござれ。それはあなただけのイメージの世界ですから、誰にも邪魔されることはありませんし、迷惑をかけることもありません。

以前水害で苦しんでいる福井県の人に、自分が当てた二億円の宝くじをポンと寄付した奇特な方がいらっしゃいましたが、本当に素晴らしいことですね。

「一体どんな人だろう？」と、わたしは想像しました。その方はきっと中年の男性で小金持ちで、幸せな家庭を営んでいる、穏やかで心優しい人ではないかしら？　と。

また、もしも自分に二億円の宝くじが当たったとしたら——。

あなたなら何をしますか? 大好きな彼と優雅な海外旅行、デパートでほしいものを全部買う、一流ホテルを借り切って大パーティ。それとも半分だけ寄付する? 現実にはありそうもないことでも、想像だけでもとっても楽しいですね! わたしは少女時代からこんなことをして、一人で楽しんでいました。

もちろん、今でもイメージの世界に浸ることがあります。笑わないでくださいね。でもこんなにたくさん本が書けたのは、そんな想像力のお陰かもしれないと思っています。

旅に出て〝命の洗濯〟をする

やはり時間とお金はかかりますが、何といっても気分転換に最高なのは旅行に行くこと。

日常生活を忘れてゆっくり温泉につかったり、その土地でしか味わえない美味しいものを食べたり、きれいな景色を見たり……。

非日常的な旅は、すべての五感を刺激し、気分転換になるだけではなく、さまざまなことに気づくことができるでしょう。いろいろな人とのふれあいや雄大な自然は、わたしたちにエネルギーや癒しを与えてくれるからです。

ときには奮発して海外旅行はいかがでしょうか？　異文化に触れる、知らない国の歴史ある建物を見る、その国の美味しいものを食べる。とっても刺激的で、ワクワクしますね。

真っ青な海をぼんやり見たり、広々とした草原でねころんだり、時の流れに気づかないほど大きな自然の中にどっぷり身をゆだねたり……とても素敵ですよ。

わたしは旅行が大好きでよく出かけますが、最高の気分転換は海外旅行です。

昨年は長年憧れだったニュージーランドに行きました。そこでたくさんの羊とふれあいました。羊の毛はとても柔らかそうに見えるのに、実はそうではなかったのです。硬くごそごそして、油ぎっていて、そして白くなく（汚れていて）灰色だったことなどにも、とても驚きました。

素晴らしかったのは、今まで見たことがないほどの雄大な自然でしたが、写真やビデオと違って、その空気や香りや雰囲気などを体で感じるのはとても新鮮で、その土地でしか味わえないものでした。

昨年はその他にも、ベトナム、カリブ海のクルージングにも行き、それぞれに楽しんできました。また十月には紅葉のカナダに行きました。

旅行には、いろいろなドラマや気づきが実にたくさんあるのです。

知らない人から思いがけない情報を聞いたり、知識を得たりすることも大変多く、それらは取材とまったく変わりません。見聞きしたことが元になり、新しい発想やアイデアも湧いてきます。

ですから家に帰ってからは、次から次へと原稿が信じられないほど早く書けるのです。

あなたも行き詰まったとき、疲れたときなどに、気分をリフレッシュしたり、エネルギーを充電するために、旅をしてはいかがでしょうか。

旅はまさしく「命の洗濯」かもしれません。

明日の自分にワクワクできる〝自己投資〟してますか

本や新聞から〝知的刺激〟を受ける

今あなたはどんな生活をしているでしょうか?

「ただ職場と家との往復だけ」ですか？

それとも「毎日彼とのデートや、友達と会っておしゃべり、趣味やショッピングを楽しんでいる」だけでしょうか？　また海外旅行を度々したり、スポーツなどに夢中になっていたりして……。

どれも楽しいことばかりですね。でも、大人の女性の魅力は、知性と教養と感性ではないでしょうか。今しか楽しめない青春時代と思っていても、時はどんどん流れていきます。

若いときは吸収率も頭の回転もよく、どんなことでも比較的よく覚えられるのがふつう。インターネットやテレビなどでも、それなりの情報は得られますが、でもわたしはやはり本を読むことをお勧めしたいと思います。知的刺激があると、ぼんやりしていた自分ができめんにプチ・リセットできるからです。

そして、漫画ではなく活字がたくさんある本を。ジャンルは何だっていいのです。それから雑誌だけではなく、毎日の新聞を丹念に読みましょう。

新聞には、世界中で起きている出来事や、国内で起きているニュースが書かれているだけではありません。その新聞独自の意見や主張もあり、政治、経済、また読者の投稿、スポーツ、人生案内、芸術、芸能、料理、趣味など、あらゆる情報が満載されています。

以前、読売新聞に「新聞は身近な教科書だ」と紹介されていましたが、まさしくそのとおりだと、わたしも実感しています。

新聞を毎日読むだけでも、さまざまな情報や知識が得られます。テレビのニュースのように視覚から入ってくるのとは違って、頭で理解しながら文字を読むので、集中力や理解力も高められるのです。ぜひ新聞を毎日読んでくださいね。

自分に〝新しい回路〟が生まれる勉強を！

もしもあなたが忙しくて、何の学習やお稽古事などもしていなかったとしたら？

わたしはすぐに何かを学ぶことを、お勧めします。

いろいろな趣味は、それなりに見識や感性を養うのに役立つことでしょう。でも大切なのは、趣味以外の何かを勉強すること。あなたが現在の仕事に満足していたとしても、学んだことが仕事に役立つかもしれません。

わたしたちは潜在能力を開発すると、同時に四つの仕事をこなすことができると言います。あなたにも思いがけない才能が眠っていて、それが目覚めて、人生が変わる可能性だってあるのです。

パソコン、習字、絵画、外国語、料理、フラワーアレンジメント、ダンスなど……。どんなものでもあなたが興味をもったものを、お金がかかるとか時間がないとか言わずに、思い切ってトライしてみましょう。

もしも、Aを習ってもすぐやめた。Bはつまらない。Cはお金がかかりすぎる。Dも続かなかった。と次から次に、やめたり始めたりを繰り返したら、それらは残念ながら、あなたの感性に合わなかったのでしょう。「わたしはなぜ、こう飽きっぽいのだろう」と、一見無駄なように見えますが、でも決してそうではありません。もしかしたらEを勉強したときに、潜在意識の奥でつながり、新しい回路や創造が生まれるかもしれないのです。

そんな意味で、わたしの経験を紹介することがお役に立つかもしれませんので、お話ししましょう。

高校中退で落ちこぼれのわたしが、ダンス教師、ヨーガ指導者、カウンセラー、執筆者、ヒーラーなど、いろいろな仕事ができるようになったのは、絶えず、そしてさまざまな勉強をしたからです。

東京という土地柄、大学やカルチャーセンター、教育機関など、学ぶところは数え切れないくらいありましたので、その点では大変恵まれていましたが……。

心理学では、臨床心理学、自律訓練法、催眠心理学、さまざまな心理療法など、二十種類を研鑽。

精神世界ではヨーガ、レイキ、心霊科学など八種類を研鑽。

医学的には、心身医学、大脳生理学、生理学など。肉体面ではウォーキング、骨盤・姿勢矯正、表情筋エクササイズなど八種類、ダンスはバレエ、フラダンス、ディスコダンスなど十種類を習いました。

それら以外にも、ものを書くために、文章教室や、エッセー、万葉集の講座などを加えると、数え切れないほどたくさん勉強をしました。無駄なようですが、それらが総合されて、現在のわたしをつくっていると思っています。

たくさんのことを習いましたが、かなり極めるまで学んだものは、正直に申しますがそう多くはありません。中には二回ぐらいしか通わなかったものもあります。でも「百聞は一見にしかず」ということわざもあるように、それらの経験は決して無駄にはなっていないのです。

世の中には「こんなにお金を払ったのだから、途中でやめるのはもったいない」と考え、費用を支払った期間、何とかがんばっている人もいるようですが、わたしはそうは考えませんでした。

どんなにお金を払っても、自分に向かないと感じたら、即、やめたのです。わたしにとっては、費用を無駄にするより、時間のほうがずっと大切だったからです。なぜならお金は働けばできますが、時間は決して取り戻すことができません。だから時間を最優先したのです。

自分に合わないと感じると、「せっかくこれだけ費用を払ったけれど、いやいややっていては決して身につかない」と、潔く諦めました。そんな意味では随分無駄遣いをしたかもしれませんが、これも自分の未来への先行投資と割り切り、忙しい合間をぬって時間をつくり、一所懸命に学びました。

わたしが子育てをしながら社交ダンス教師になったのは、三十四歳のときでした。

今になって考えると、いつも家事と子育てと仕事と勉強を並行して、まるで走っているような毎日でした。でもまだ若かったので、体力や気力も十分あり、まったく疲れませんでしたし、毎日が楽しくて仕方がありませんでした。

ときには「自分の情熱のブラックホール」に吸い込まれるような、そんな恐怖感すら覚えたことを、今でも忘れることができません。

現在のわたしがあるのは、あの頃の情熱のお陰です。自分以外の力に導かれるように歩んできたのです。

その間いろいろな先生に引き立てられたり、教示を受けたりしたことは、大変感謝をしています。

輝く未来は〝今〟の積み重ね！

自分を磨くことは、あなたが独身でも結婚していても、とても有意義なことだとわたしは思います。価値観や考え方の違いはありますが、あなたが未来にはばたくには、それなりの努力が必要です。

ただ楽しいだけで毎日を過ごしていては、あなたの魅力は失われていくばかりです。

若さでだけでチヤホヤされるのは、ほんのわずかの期間だけ。若さは移ろいやすいものですので、容姿や見かけだけで魅力を保てるのは、残念ながら短い期間です。

今のうちに、どんどんいろいろなものを学んでいただきたいと思うのです。

少しでも向上したかったら、どんなことでも、好奇心や興味をもったものにすぐトライしてみましょう。

時間がない、お金がないなどと、戸惑っていたとしたら……時間はどんどん流れていきます。あなたの若さはどんどん逃げていくのです。「これからの人生の中で今日がいちばん若い日」なのですから！

自分なりに満ちたりた人生を過ごすために、感性も、体力も、そして気力も十分あるうちにぜひどうぞ！

年を重ねるほどに必要なものは、知性と感性、教養です。あなたの未来の輝く人生は、日頃の努力の積み重ね、自己投資の結果であることをお忘れなく。何をやっても、決して無駄にはなりませんから。

本書は、本文庫のために書き下ろされたものです。

小池能里子（こいけ・のりこ）
東京都生まれ。心と体のリラックス法など、独自の心身健康法を提唱。講演・執筆・企業研修など多方面で活躍中。ヒーリング・ヨーガの創始者であり、その明るく実践的な指導は、ストレス時代に最適と高く評価されている。現在、「梅丘マインドヘルス」「能里イメージスタジオ」主宰。毎月一回、心と体が元気になる様々なワークショップをスタジオで開いている。
主な著書に、『心が強くなるリラックス法』『自分に絶対の自信がつくセルフ・コントロール法』『「からだ」と「気持ち」が軽くなるココロの操縦術』『「不思議なくらい元気が出る」リラックス法』『「きっと大丈夫！」あなたに元気を運ぶ本』（以上、三笠書房《知的生きかた文庫》）など多数がある。

梅丘マインドヘルス
能里イメージスタジオ
東京都世田谷区梅丘一―二四―一三
☎ 〇三―三四二〇―五三九三
http://www.noristudio.co.jp

知的生きかた文庫

プチ・リセット法《ほう》

著者　小《こ》池《いけ》能《の》里《り》子《こ》
発行者　押鐘冨士雄
発行所　株式会社三笠書房
郵便番号一一二-〇〇〇四
東京都文京区後楽一-四-一四
電話〇三-三八一四-一一六一〈営業部〉
〇三-三八一四-一一八一〈編集部〉
振替〇〇一三〇-八-二二〇九六
http://www.mikasashobo.co.jp
印刷　誠宏印刷
製本　宮田製本
© Noriko Koike,
Printed in Japan
ISBN4-8379-7471-6 C0177
落丁・乱丁本は当社にてお取替えいたします。
定価・発行日はカバーに表示してあります。

「知的生きかた文庫」の刊行にあたって

「人生、いかに生きるか」は、われわれにとって永遠の命題である。自分を大切にし、人間らしく生きよう、生きがいのある一生をおくろうとする者が、必ず心をくだく問題である。

小社はこれまで、古今東西の人生哲学の名著を数多く発掘、出版し、幸いにして好評を博してきた。創立以来五十余年の星霜を重ねることができたのも、一に読者の私どもへの厚い支援のたまものである。

このような無量の声援に対し、いよいよ出版人としての責務と使命を痛感し、さらに多くの読者の要望と期待にこたえられるよう、ここに「知的生きかた文庫」の発刊を決意するに至った。

わが国は自由主義国第二位の大国となり、経済の繁栄を謳歌する一方で、生活・文化は安易に流れる風潮にある。いま、個人の生きかた、生きかたの質が鋭く問われ、また真の生涯教育が大きく叫ばれるゆえんである。

そしてまさに、良識ある読者に励まされて生まれた「知的生きかた文庫」こそ、この時代の要求を全うできるものと自負する。

本文庫は、読者の教養・知的成長に資するとともに、ビジネスや日常生活の現場で自己実現できるよう、手助けするものである。そして、そのためのゆたかな情報と資料を提供し、読者とともに考え、現在から未来を生きる勇気・自信を培おうとするものである。また、日々の暮らしに添える一服の清涼剤として、読書本来の楽しみを充分に味わっていただけるものも用意した。

良心的な企画・編集を第一に、本文庫を読者とともにあたたかく、また厳しく育ててゆきたいと思う。そして、これからを真剣に生きる人々の心の殿堂として発展、大成することを期したい。

一九八四年十月一日

刊行者　押鐘冨士雄

知的生きかた文庫
わたしの時間
シリーズ

読み継がれる海外ロング・ベストセラー

ベスト・パートナーになるために
J・グレイ
大島 渚 訳
「男は火星から、女は金星からやってきた」のキャッチフレーズで世界的ベストセラーになったグレイ博士の本。愛にはこの〝賢さ〟が必要です。

ベストフレンド ベストカップル
J・グレイ
大島 渚 訳
パートナーの感情的要求にどう応え、自分の求める愛をどう手に入れるか――ぜひ、あなたの「一番大切な人」と一緒に読んでください！ 全米ベストセラー！

愛が深まる本
J・グレイ
大島 渚 訳
男は、そして女はベッドで何を期待しているか。心身ともに最高の歓びを知り、いつまでも情熱を燃え上がらせるためのベッドルーム心理学。

男と女の心が底まで見える心理学
B・アンジェリス
加藤諦三 訳
口には出さない「相手の気持ち」がわかれば、あなたはもっと愛される――。会話からセックスまで、具体的なコミュニケーション法の集大成。

愛するということ、愛されるということ
L・バスカリア
草柳大蔵 訳
愛は突然終わるようなものではない。維持していく方法を知らないために徐々にこわれていくのである――。全米を魅了した〝愛の人生論〟。

知的生きかた文庫
わたしの時間
シリーズ

たくましく前向きなあなたになれる!

小池能里子の本

「からだ」と「気持ち」が軽くなる
ココロの操縦術
◆無理なく、自然に強くなれる!

「あなたのベストを引き出すこと」は、考えているよりずっと簡単!

頑張っているのにうまくいかない人は、こんなところに理由があった! ハンド・エクササイズ、呼吸法、ヒーリング・ヨーガetcで、目元も表情も背骨も筋肉も内臓も……心の中も、あなたのすべてが軽やかに、元気になる本。

自分に絶対の自信がつく
セルフ・コントロール法
◆リラックスで人生が変わる

少々のことでくじけない自分、逃げない自分はこうしてつくれ!

ストレスがたまらない、体調が良くなった、アガリ症が治った、何ごとも意欲的になった――本書が実証するこの方法を使うだけで、自分に負けない「思い通りの自分」に変わる! 人生をプラスに引っぱっていく力がつく本。


「不思議なくらい元気が出る」

リラックス法
◆心がすっきりして毎日がもっと楽しくなる本

ほんの少しだけ、「気持ちのベクトル」を変えてみよう!

イメージトレーニングやアロマセラピー、呼吸法でストレスを解消し、気づいていないあなたの可能性や魅力を引き出す。細胞の一つひとつがリフレッシュする! 自然体でのびのびと生きるための処方箋。

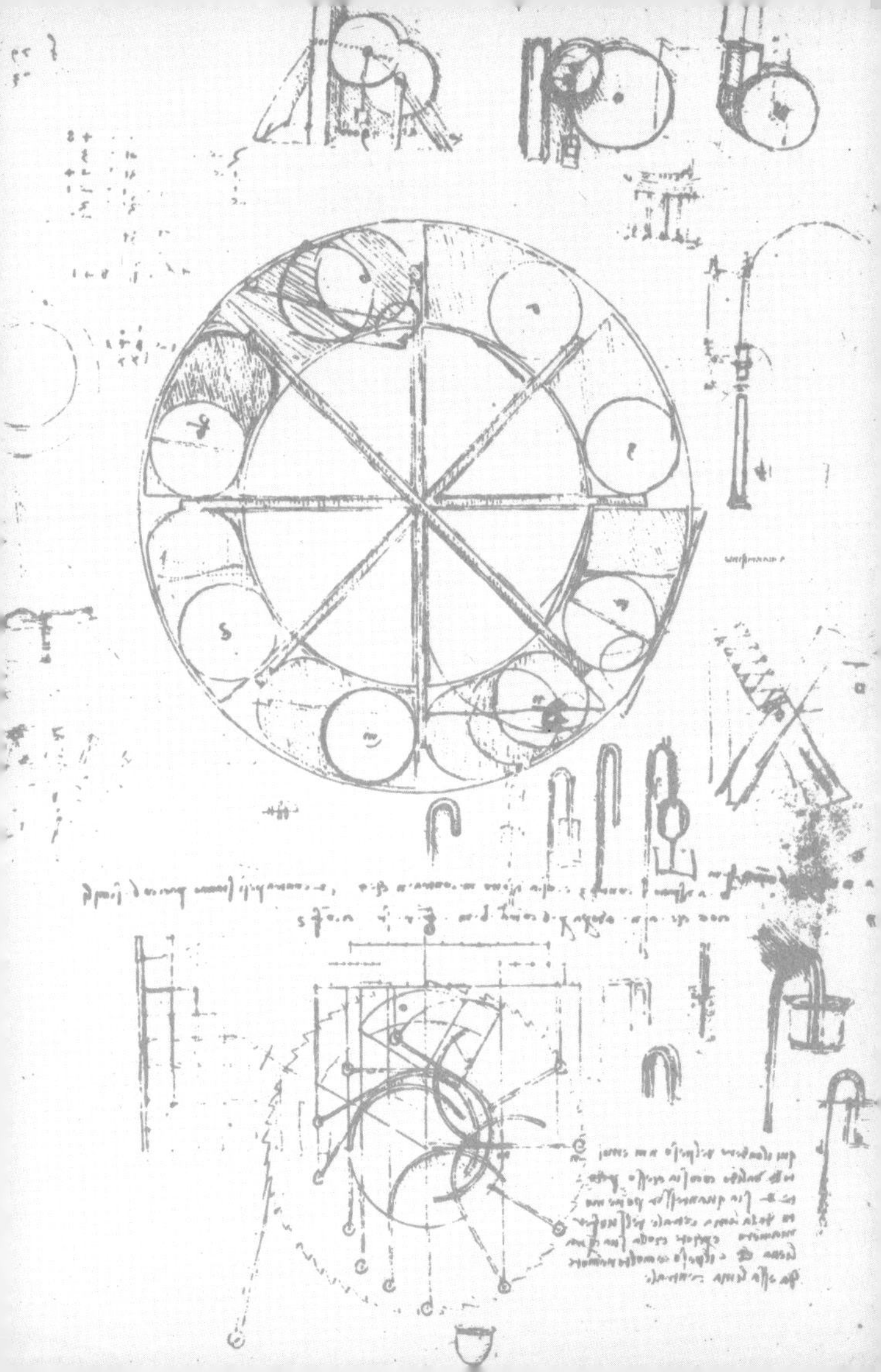